全国高等卫生职业教育
护理专业"十三五"规划教材

供护理、助产、涉外护理及相关专业使用

老年护理

主　编　邱洪流　孟发芬　王　芳

副主编　高仁甫　景　丽　杨玉梅

　　　　肖　娟　王炳彦

编　者　（以姓氏笔画为序）

王　芳　周口职业技术学院

王炳彦　银川大学健康管理学院

杨玉梅　武汉铁路职业技术学院

肖　娟　贵州工程职业学院

邱洪流　宁夏医科大学

汪玉娇　武汉民政职业学院

陈建华　丽水学院

孟发芬　湖北三峡职业技术学院

郝　萍　新疆医科大学护理学院

胡小平　湖南环境生物职业技术学院

高仁甫　上海市建筑工程学校

景　丽　武汉民政职业学院

U0370400

华中科技大学出版社
http://www.hustp.com
中国·武汉

内 容 简 介

本书是全国高等卫生职业教育护理专业"十三五"规划教材。

全书共分十个项目,内容包括老年护理基础知识、老化的理论、老年保健及健康促进、老年人的健康评估、老年人常见的心理卫生护理、老年人的日常生活护理、老年人的安全用药与护理、老年人常见健康问题与护理、老年人常见疾病与护理及老年人的临终护理。在教材编写过程中突出了"以人为中心"的护理理念,并体现高职高专护理专业特色,同时根据高职高专护理专业人才培养目标及岗位职业能力要求,参考了国家护士执业资格考试大纲,设置本课程,以帮助学生实现学历证书和执业证书的"双证融通"。

本书可供高职高专护理、助产、涉外护理及相关专业学生使用。

图书在版编目(CIP)数据

老年护理/邱洪流,孟发芬,王芳主编. —武汉:华中科技大学出版社,2018.2 (2022.1重印)
全国高等卫生职业教育护理专业"十三五"规划教材
ISBN 978-7-5680-3052-6 .

Ⅰ. ①老… Ⅱ. ①邱… ②孟… ③王… Ⅲ. ①老年医学-护理学-高等职业教育-教材 Ⅳ. ①R473

中国版本图书馆 CIP 数据核字(2017)第 156229 号

老年护理
Laonian Huli

策划编辑:罗 伟	
责任编辑:罗 伟	
封面设计:原色设计	
责任校对:刘 竣	
责任监印:周治超	

邱洪流 孟发芬 王 芳 主编

出版发行:华中科技大学出版社(中国·武汉)　　电话:(027)81321913
　　　　　武汉市东湖新技术开发区华工科技园　　邮编:430223
录　排:华中科技大学惠友文印中心
印　刷:武汉市籍缘印刷厂
开　本:787mm×1092mm　1/16
印　张:10.25
字　数:266 千字
版　次:2022 年 1 月第 1 版第 3 次印刷
定　价:39.00 元

全国高等卫生职业教育
护理专业"十三五"规划教材

编委会

随着我国经济的持续发展和教育体系、结构的重大调整,职业教育办学思想、培养目标随之发生了重大变化,人们对职业教育的认识也发生了本质性的转变。我国已将发展职业教育作为重要的国家战略之一,作为高等职业教育重要组成部分的高等卫生职业教育也取得了长足的发展,为国家输送了大批高素质技能型、应用型医疗卫生人才。

为了更好地顺应我国高等卫生职业教育教学与医疗卫生事业的新形势,贯彻落实《国家中长期教育改革和发展规划纲要(2011—2020年)》中"以服务为宗旨,以就业为导向"的思想精神,以及国家《职业教育与继续教育2015年工作要点》的要求,充分发挥教材建设在提高人才培养质量中的基础性作用,同时,也为了配合教育部"十三五"规划教材建设,进一步提高教材质量,在认真、细致调研的基础上,在教育部高职高专医学类及相关医学类专业教学指导委员会专家和部分高职高专示范院校领导的指导下,我们组织了全国近40所高职高专医药院校的近300位老师编写了这套以工作过程为导向的全国高等卫生职业教育护理专业"十三五"规划教材,并得到了参编院校的大力支持。

本套教材充分体现新一轮教学计划的特色,强调以就业为导向、以能力为本位、以岗位需求为标准的原则,按照技能型、服务型高素质劳动者的培养目标,坚持"五性"(思想性、科学性、先进性、启发性、适用性)和"三基"(基本理论、基本知识、基本技能)要求,着重突出以下编写特点:

(1)紧扣新专业目录、新教学计划和新教学大纲,科学、规范,具有鲜明的高等卫生职业教育特色。

(2)密切结合最新高等职业教育护理专业课程标准,紧密围绕执业资格标准和工作岗位需要,与护士执业资格考试相衔接。

(3)突出体现"工学结合"的人才培养模式,以及课程建设与教学改革的最新成果。

(4)基础课教材以"必需、够用"为原则,专业课程重点强调"针对性"和"适用性"。

(5)内容体系整体优化,注重相关教材内容的联系和衔接,避免遗漏和不必要的重复。

(6)探索案例式教学方法,倡导主动学习。

这套新一轮规划教材得到了各院校的大力支持和高度关注,它将为新时期高等卫生职业教育的发展作出贡献。我们衷心希望这套教材能在相关课程的教学中发挥积极作用,并得到读者的青睐。我们也相信这套教材在使用过程中,通过教学实践的检验和实际问题的解决,能不断得到改进、完善和提高。

全国高等卫生职业教育护理专业"十三五"规划教材
编写委员会

　　"老年护理"是高职高专护理专业的重要课程之一,作为一门学科,老年护理学最早出现于美国,1900年老年护理作为一个独立的专业需要被确定下来。进入21世纪,人口老龄化已成为全球面临的重要公共卫生问题和重大社会问题。老年人的医疗保健问题日益受到世界各国的重视,研究老年人的健康问题,满足老年人的健康需求,提供优质的老年护理,提高老年人的生活质量,维护和促进老年人的身心健康,实现健康老龄化的战略目标,已成为护理领域的重要课题。同时随着人类平均寿命的普遍延长,以及社会经济的发展,人口老龄化日益突出,我国于20世纪80年代开始,老年护理得到了高度重视和快速发展。老龄化社会的到来,不仅成为世界性的社会问题,也是当今和今后相当长的时期内护理人员面临的挑战。延缓衰老,满足老年人的健康需求,增强老年人的生活自理能力,提高老年人的生活质量,实现健康老龄化,是社会及每一位护理工作者应尽的责任和义务。

　　为更好地培养能适应社会发展需要的老年护理人员,提高老年护理质量是护理教育的重要任务。我们按照高职高专护理专业技能型紧缺人才培养模式和教学内容体系改革与建设的规划要求,围绕高职高专护理人才培养目标,编写了本教材。全书内容共分为十个项目,主要介绍了老年护理中的有关基本概念和基础知识,包括老年人的保健原则、健康评估、老年人活动与安全问题、营养问题、睡眠问题、安全用药问题和家庭护理问题、老年疾病护理等,并从老年人的生理、心理及社会方面进行健康保健指导,以维护和促进老年人的健康状态,进一步提高老年人的生活质量。在教材编写过程中突出了"以人为中心"的护理理念,以体现高职高专护理专业特色。同时根据高职高专护理专业人才培养目标及岗位职业能力要求,参考了国家护士执业资格考试大纲,设置本课程,以帮助学生实现学历证书和执业证书的"双证融通"。

　　本书在编写内容选择上注意突出实用性和针对性,力求内容简明扼要,突出重点,适度体现"校企合作""医护教协同"的要求,并加入已定论的最新信息和知识,采用教、学、做合一,理论和实践一体化的教学模式组织教学,注意培养和提高从事老年护理及保健的护理人员的综合执业能力,坚持知识、能力与素质并重,构建过程考核与结果考核、理论考核与技能考核相结合的课程评价方式。本书同时力求充分体现新一轮教学计划改革的特色,强调以就业为导向,以能力为本位,以岗位需求为标准的原则,按照技能型、服务型高素质劳动者的培养目标,坚持"五性"(思想性、科学性、先进性、启发性、适用性),强调"三基"(基本理论、基本知识、基本技能)。着重突出以下编写特点:紧扣"三新",即新专业目录、新教学计划和新教学大纲;密切结合"三个标准",即最新高等职业教育护理专业课程标准、护士执业资格标准和护理工作岗位要求标准。着重体现了工学结合的人才培养模式以及课程建设与教学改革的最新成果,理论教学以必需、够用为原则,实践教学重点强调针对性和适用性,内容体系强调整体优化,注重教材相关内容的联系和衔接,避免遗漏和不必要的重复,倡导主动学习。

　　由于时间紧迫,能力有限,书中难免出现错误和疏漏之处,恳请使用本教材的师生和护理界的同仁们给予指正。

编　者

目 录

Contents

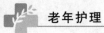

项目 **十** 老年人的临终护理

项目一　老年护理基础知识

学习目标

1. 掌握老化、人口老龄化、人口平均期望寿命及老年护理学的概念。
2. 熟悉老化的分类及特点、老年人的年龄及老龄化社会的划分标准。
3. 熟悉老年护理的内容及老年护理人员的素质要求。
4. 了解老年护理的发展、人口老龄化常用指标及人口老龄化的现状与发展趋势、应对措施。
5. 培养关爱老年人的护理观念、了解人口老龄化带来的社会问题和老年护理的目标要求。

案例导入

第六次全国人口普查数据显示：我国自 1999 年进入老龄化社会以来，60 岁及以上人口为 1.78 亿，占 13.26%，其中 65 岁及以上人口为 1.19 亿，占 8.87%。我国已经是世界上老年人口最多的国家，占世界老年人口的五分之一以上。

请思考：这会给我们带来哪些问题？

一、老化、老年人、人口老龄化与健康老龄化

人类都要经过生长发育、成熟、衰老及死亡过程。随着年龄的增长，人体结构和生理机能会逐渐发生一系列的变化，这也就是存在于人的整个生命过程中的老化过程，是机体的组织器官结构变化和生理机能逐渐衰退的过程，是人类进化随着时间迁延的必然结果。

（一）老化

老化（senility aging）是人类在生命过程中整个机体的形态、结构和生理功能逐渐衰退现象的总称，是指机体随着年龄的增长而产生的一系列的进行性、全身性功能和结构上发生的进行性、退行性变化，引起机体对内外环境适应能力逐渐减退的现象。老化是所有生物种类在生命延续过程中的一种生命现象，是人体必然经历的过程，在整个生命过程中都可能发生老化现象。老化可分为生理性老化（physiological senility）和病理性老化（pathological senility）。生理性老化是指成年之后机体退化随年龄剧增的过程，是一种正常的老化现象。病理性老化是

指在生理性老化的基础上，由于生物、心理、社会及环境等多种因素加速了老化的过程，是一种异常的老化现象。

老化过程具有以下特点：

（1）累积性（cumulative）　老化是一个漫长的过程，是机体形态结构和功能上的一些微小变化，是长期的日复一日、年复一年逐步积累的结果，这些变化一旦表现出来，便不可逆转。

（2）普遍性（universal）　老化是多细胞生物普遍存在的现象，几乎所有的生物都有老化的过程，而且同种生物的老化进程大致相同。

（3）渐进性（progressive）　老化是一个循序渐进的演变过程，并且呈进行性加重，往往在不知不觉中就出现了老化的征象，而且同一物种所表现出来的老化征象相同。

（4）内生性（intrinsic）　老化是生物个体的一种正常的生命过程，是生物体本身固有的特性，其他因素只能加速或延缓老化，而不能阻止老化。

（5）危害性（deleterious）　老化的过程就是机体功能和结构的衰退过程。如果机体的功能减退，机体免疫力就会低下，往往对机体生存不利，机体易受感染，易患病，最终死亡。

（6）单向性（unidirectional）　老化过程是单向性的，老化的结果总是是朝着退化的方向发展。

（二）老年人

老年人是指达到或者超过老年年龄界限的人，世界卫生组织（WHO）对老年人年龄的划分有两个标准：在发达国家将65岁以上人群定义为老年人，而在发展中国家则将60岁以上人群称为老年人。

实际上，老年是人的生命周期中最后一个阶段。但是"老"的生理年龄是很难确定的。另外，人体衰老也是一个渐进的过程，而且影响衰老的因素很多，同时人体各器官衰老的进度也不一样，个体差异很大。因此，"老年"只能是个概括的含义，很难准确界定个体进入老年的时间。事实上对老年期还可以再划分为不同阶段，世界卫生组织根据现代人生理心理结构上的变化，1991年又将人的年龄界限作了新的划分：44岁以下为青年人；45～59岁为中年人；60～74岁为年轻老年人（the young old）；75～89岁为老老年人（the old old）；90岁及以上为非常老的老年人（the very old）或长寿老年人（the longevous）。

我国古代医学文献多有"三十为壮、五十为老"的记载，民间也常以"年过半百"为进入老年的一般标志，并习惯以六十花甲、七十古稀、八十为耋、九十为耄代表老年不同的时期，中华医学会老年医学学会于1982年建议：我国以60岁以上为老年人；老年分期按45～59岁为老年前期（中老年人），60～89岁为老年期（老年人），90岁以上为长寿期（长寿老年人）。

（三）人口老龄化

1. 人口老龄化

人口老龄化（aging of population）简称人口老化，是指老年人在人口中的比例（也称老年比或老年系数）的提高过程或人口平均年龄（通常用年龄中位数来表示）不断提高的过程。人口老龄化是人口年龄结构的老龄化，是指社会人口年龄结构中老年人口占总人口的比例，是一个随着时间推移而不断变化的一种动态过程。出生率和死亡率的下降、平均预期寿命的延长是世界人口老龄化形成、发展的直接原因。

2. 老年人口系数

老年人口系数又称老年人口比例，是指在社会人口年龄结构中，老年人口数（60岁或65

岁以上)占总人口数的比例。按照 WHO 规定的年龄标准,当发达国家 65 岁以上的老年人口与总人口的比例上升到 7% 以上或发展中国家 60 岁以上的人口占人口总数的 10% 以上时称为人口老龄化,达到这个标准的社会称为老龄化社会。

3. 老龄化国家(地区)的划分

老龄化国家(地区)的出现,是社会发展和进步的标志,体现了人类衰老的延迟、寿命的延长、死亡率和出生率的下降。对于一个国家(地区)来说,当人口结构达到人口老龄化标准时,就称为老龄化国家(地区)。WHO 针对发达国家和发展中国家的状况,制定了不同的人口老龄化社会(国家或地区)标准,见表 1-1。

表 1-1　老龄化社会的划分标准

	发达国家	发展中国家
老年人年龄界限	65 岁	60 岁
青年型	<4%	<8%
成年型	4%～7%	8%～10%
老年型	>7%	>10%

(1)发达国家的标准　65 岁以上人口占总人口比例的 7% 以上定义为老龄化社会(老龄化国家或地区)。

(2)发展中国家的标准　60 岁以上人口占总人口的 10% 以上定义为老龄化社会(老龄化国家或地区)。

4. 人口老龄化的现状与趋势

人口老龄化是世界人口发展的普遍趋势,是科学与经济不断进步的标志。随着科学的进步和经济的发展,大幅度提高了人口的平均预期寿命,使世界各国老年人的数量都在增长,但人口老龄化的程度和速度在地区间存在差异,即使在同一地区内差异也比较大。

1)世界人口老龄化的趋势与特点

(1)人口老龄化的速度加快　人口老龄化与总人口数的增长密切相关,据世界卫生组织估计,1900 年全世界 60 岁以上的老年人口约有 1 亿,1950 年上升为 2.0 亿,1990 年则为 4.8 亿,2000 年增加到 5.9 亿,2002 年已达 6.29 亿,2011 年上升到 7.43 亿,占全世界总人口数的 11%。预计 2020 年可达 9.76 亿,2050 年可达 19.64 亿,将占全世界总人口数的 21%,平均每年增长 9000 万老年人。

(2)老年人口重心从发达国家向发展中国家转移　1950—2050 年的 100 年间,发达地区的老年人口将增加 3.8 倍,发展中国家的老年人口将增加 14.7 倍,因而世界老年人口日趋集中在发展中地区。1950 年到 1975 年,老年人口比较均匀地分布在发展中地区和发达地区,2000 年发展中国家的老年人口数约占全球老年人总数的 60%。预计到 2050 年,世界老年人口约有 82% 的老年人,即 16.1 亿人将生活在发展中地区,3.6 亿老年人将生活在发达地区。

(3)人口平均预期寿命不断延长　近半个世纪以来,世界各国的平均寿命都有不同程度的增加。19 世纪许多国家的平均寿命只有 40 岁左右,20 世纪末则达到 60 至 70 岁,一些国家已经超过 80 岁。2002 年世界平均寿命为 66.7 岁,目前,全世界平均预期寿命最长的国家是日本,其中男性为 79 岁,女性为 86 岁,平均 80 岁(1998 年日本厚生省资料)。我国平均预期寿命已接近 73 岁,其中男性为 71 岁,女性为 74 岁。

(4)高龄老年人(80 岁以上老年人)增长速度快　高龄老年人是老年人口中增长最快的群

体。1950—2050 年间,80 岁以上人口以平均每年 3.8% 的速度增长,大大超过 60 岁以上人口的平均增长速度(2.6%)。2000 年,全球高龄老年人达 0.69 亿,大约占老年人总数的 1/3。预计至 2050 年,高龄老年人约 3.8 亿,占老年人总数的 1/5。

(5)老年妇女是老年人口中的多数 多数国家老年人口中女性超过男性。一般而言,老年男性死亡率高于女性。性别间的死亡差异使女性老年人成为老年人中的绝大多数。如美国女性老年人的平均预期寿命比男性老年人高 6.9 岁,日本为 5.9 岁,法国为 8.4 岁,中国为 3.8 岁。

2)我国人口老龄化趋势及特点

20 世纪 90 年代以来,我国的老龄化进程加快,老年人口高龄化趋势日益明显,我国自 1999 年进入了老龄社会,从 2012 年开始中国人口老龄化速度明显加快,截至 2016 年底,中国国内大陆地区总人口为 128271 万人,60 岁及以上人口为 23086 万人,占总人口的 16.7%,65 岁以上人口 15003 万人,占总人口的 10.8%,目前中国是世界上老年人口最多的国家,占全球老年人口总量的五分之一。与其他国家相比,中国的人口老龄化具有以下主要特征。

(1)老龄人口绝对数为世界之首 我国是世界人口最多的国家,30 多年的改革开放,人民生活水平日益提高,医疗卫生条件的改善和技术水平的提高,使人口预期寿命日益延长,老年人口逐年增加,到 2012 年 60 岁以上的老年人口已达 1.94 亿,65 岁的老年人口达 1.23 亿,中国成为全世界老年人口最多的国家。

(2)人口老龄化发展速度快 我国人口老化进程的速度较快,人口年龄结构从成年型进入老年型仅用了十几年的时间,与发达国家相比,速度十分惊人。

(3)我国人口"未富先老",与经济发展不同步 发达国家经济发展在先,人口老龄化在后,即"先富后老",而我国是在经济不发达的情况下进入了老龄化社会,经济发展慢于人口老龄化的进程,即"未富先老",加重了社会和家庭经济负担。

(4)区域之间发展的不平衡性 东南部沿海经济发达地区和大中城市首先进入了老龄化地区或城市。如上海 1990 年就率先进入老龄化城市,其后是浙江、北京、天津、江苏等。而在中西部地区,人口老龄化的程度则偏低。另外,人口老龄化的发展趋势,就静态而言,老龄化程度农村低于城市,但就动态而言,由于农村越来越多的青壮年人口的迁移使城乡老龄化的程度正在接近,农村人口老龄化的问题也日益突出。

(5)老年人口高龄化趋势越加明显 人口学中认定,60～69 岁为低龄老年人口,70～79 岁为中龄老年人口,80 岁及以上为高龄老年人口。目前,我国高龄老年人口以每年 5.4% 的速度增长,高龄人口已从 1990 年的 800 万增长到 2000 年的 1100 万,到 2020 年将达到 2780 万,这将对社会和家庭带来极大的负担。

(6)女性老年比例高 老年人口中女性多于男性,随着年龄的提高,女性老年人的比例不断上升。据统计,我国高龄老年人口女性占 63.1%,男性占 36.9%,百岁老年人中女性比例高达 77%。

(7)老龄化超前于现代化 发达国家是在基本实现现代化的条件下进入老龄化社会的,属于先富后老或富老同步,而中国则是在尚未实现现代化,经济尚不发达的情况下提前进入老龄化社会的,属于未富先老。发达国家进入老龄化社会时人均国内生产总值一般都在 5000～10000 美元以上,而中国目前人均国内生产总值才刚刚超过 1000 美元,仍属于中等偏低收入国家行列,应对人口老龄化的经济实力还比较薄弱。

《中国人口老龄化发展趋势预测研究报告》还认为,从 2001 年至 2100 年中国的人口老龄化可以分为三个阶段：从 2001 年到 2020 年是快速老龄化阶段，到 2020 年老年人口将达到2.48亿；从 2021 年到 2050 年是加速老龄化阶段，到 2050 年老年人口总量将超过 4 亿；从 2051 年到 2100 年是稳定的重度老龄化阶段，老年人口规模将稳定在 3 亿～4 亿。由此，可概括为：人口老龄化将伴随 21 世纪始终；2030 年到 2050 年是中国人口老龄化最严峻的时期；重度人口老龄化和高龄化将日益突出；中国将面临人口老龄化和人口总量过多的双重压力。

5. 人口老龄化的影响

社会人口老龄化所带来的问题，不仅是老年人自身的问题，它还牵涉到政治、经济、文化和社会发展诸多方面，带来一系列的问题。

（1）社会负担加重　老年人口负担系数（60 岁以上人口/15～59 岁人口的比例）1999 年为1∶8.2,2000 年为 1∶6,据联合国统计预测，2030 年将为 1∶2.2,即 2 个劳动人口就要供养 1个老年人。另外，国家支付退休金也逐年增加。

（2）社会文化福利事业的发展与人口老龄化不适应　国家在经济不发达的基础上，社会福利及社会保障体系尚不完善，远远不能满足老龄化社会中老年人日益增长的需求。

（3）家庭养老功能减弱　随着人口老龄化、高龄化、家庭少子化，传统的家庭养老功能日趋削弱，养老负担越来越多地依赖于社会，能否解决好老年人口问题关系到整个社会的发展与稳定。

（4）老年人对医疗保健、生活服务的需求突出　老年人发病率高、生活不能自理的比重高，老年病又多为肿瘤、心脑血管病、糖尿病、老年精神障碍等慢性病，花费大，消耗卫生资源多。对国家、社会和家庭构成极大的负担，医疗保健护理系统首当其冲地迎接了挑战。预计不久的将来，医务人员约有一半的时间用于老年人的医疗、护理、康复及照顾上。为了适应人口老龄化的发展，目前，许多国家或地区都在积极探索和制定相应的对策，全社会都在为老年事业积极地努力。

6. 健康老龄化

健康老龄化（aging of the health）是世界卫生组织提出并在全世界积极推行的老年人健康生活目标。它是指进入老龄化社会时，大多数老年人都能保持较好的身心健康，并拥有较健全的智力、心理、躯体、社会和经济的功能状态，将疾病或生活不能自理推迟到生命的最后阶段。健康老龄化是国内外普遍接受的应对人口老龄化的战略目标。健康老龄化的理念认为，人只要保持健康的生活方式和行为方式，生活自理能力和健康寿命就可以大大延长。人之所以显现出衰老，大多是由于病理性的衰老造成的。健康老龄化不仅是一种人类的愿望，而且是老年科学的研究结论。联合国提出，将健康老龄化作为全球解决老龄化问题的奋斗目标，并且在健康老龄化基础上又提出了新观念：积极老龄化，它强调老年群体和老年人不仅要在机体、社会、心理方面保持良好的状态，而且要积极地面对晚年生活，作为家庭和社会的重要资源，继续为社会做出有益的贡献。积极老龄化是把老年人参与作为重要一环和健康老龄化、有保障的老龄化结合起来的一种理念。积极老龄化强调的是老年人继续参与社会、经济、文化、精神和公益事务，而不仅仅是保有体力活动的能力和参加劳动队伍。各级政府和全社会各行各业要根据老年人的需要、愿望和能力，充分发挥他们的余热，使他们活得有价值、有意义。老年人不只是被关怀照顾的对象，也是社会发展的参与者和创造者，让老龄化迅速迸发出积极的政治、经济和文化的影响力，进一步增强社会可持续发展的能力，使老年人成为社会发展的建设性力量，才是解决老龄化问题的重要途径。

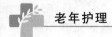

二、人的寿命

寿命分为个体寿命与群体寿命。个体寿命长期以来是指在自然情况（即没有任何意外事故的情况）下，生物体从第一次呼吸到最后一次呼吸的时间。群体寿命是指在某一物种群体内的平均寿命，有时也用最长寿命来表示对于某一物种迄今所观察到的某些个体寿命的最高值。人类的寿命通常是按人口学生命表计算出的平均预期寿命来推算的。

衡量人类寿命主要有两种指标：一是平均期望寿命或预期寿命，它代表一个国家或地区人口的平均存活年龄；二是最大或最高寿命，也就是在没有外因干扰的条件下，从遗传学角度人类可能存活的最大年龄。

1. 平均期望寿命（average life expectancy）

平均期望寿命简称平均寿命，是指通过回顾性死因统计和其他统计学方法，计算出一定年龄组的人群能生存的平均年数。一般常用出生时的平均预期寿命，作为衡量人口老龄化程度的重要指标。平均寿命是以死亡作为终点。2004 年我国居民平均期望寿命达到 72.0 岁，比世界平均水平约高 5 岁。这不但反映了我国人民生活水平和生活质量的提高，也反映了我国疾病预防、控制、治疗水平的提高。

2. 最高寿命（maximum life-span of human）

现代科学家们用各种方法来推测人的最高寿命，例如按性成熟期（14～15 岁）的 8～10 倍，生长期（20～25 岁）的 5～7 倍，细胞分裂次数（40～60 次）的 2.4 倍等方法推算，人的最高寿命应该是 110～175 岁。但由于受到疾病和生存环境的影响，目前人类寿命与最高寿命的差距仍然较大，但随着科学的发展，人类的平均寿命将逐渐接近或达到最高寿命。

3. 健康期望寿命（active life expectancy）

健康期望寿命是指去除残疾和残障后所得到的人类生存曲线，即个人在良好状态下计算出的平均生存年数，也就是老年人能够维持良好的日常生活活动功能的年限。健康期望寿命的终点是日常生活自理能力的丧失，即进入寿终前的依赖期。因此，平均期望寿命是健康预期寿命和寿终前依赖期的总和。测定健康期望寿命的方法与日常生活能力（activity of daily living，ADL）的指标结合起来，广泛用来计算和评定各年龄组的健康期望寿命。健康期望寿命占平均期望寿命的 80％～90％。2000 年，我国人均健康期望寿命仅 62.3 岁，位居世界第 81 位，而日本位居世界第一，高达 74.5 岁。

三、老年护理学概述

老年护理学源于老年学，是一门跨学科、多领域，同时又具有其独特性的综合性学科，与老年学、老年医学关系密切。

（一）老年学

老年学（gerontology）是一门研究老年及相关问题的学科，是包括自然科学和社会科学的新兴综合性交叉学科，是老年生物学、老年医学、老年社会学、老年心理学、老年护理学的总称。

（二）老年医学

老年医学（geriatrics）是研究人类衰老的机理、人体老年性变化、老年人卫生保健和老年病防治的科学，是医学的一个分支，也是老年学的主要组成部分。它包括老年基础医学、老年临床医学、老年康复医学、老年流行病学、老年预防保健医学、老年社会医学等内容。

（三）老年护理学

老年护理学(gerontological nursing)是研究、诊断和处理老年人对自身现存的和潜在健康问题的反应的学科。它是护理学的一个分支，与社会科学、自然科学相互渗透。老年护理学起源于现有的护理理论和社会学、生物学、心理学、健康政策等学科理论。美国护士协会(American Nurses Association，ANA)1987年提出用"老年护理学(gerontological nursing)"概念代替"老年病护理(geriatric nursing)"概念，因为老年护理学涉及的护理范畴更广泛，包括评估老年人的健康和功能状态，制订护理计划，提供有效护理和其他卫生保健服务，并评价照顾效果。老年护理学强调保持和恢复、促进健康，预防和控制由急、慢性疾病引起的残疾，发挥老年人的日常生活能力，实现老年肌体的最佳功能，保持人生的尊严和舒适生活直至死亡。老年护理学研究的重点在于从老年人生理、心理、社会文化以及发展的角度出发，研究自然、社会、文化教育和生理、心理因素对老年人健康的影响，探讨用护理手段或措施解决老年人健康问题。

实际上，每个人进入老年期象征着生命的一种成就，但随着年龄的增加，他们的身心功能终会逐渐走向衰亡，在此期间老年人可能面临多种老年期变化和慢性疾病的折磨，所以老年护理的最终目标是提高他们的生活质量，保持最佳功能。

1. 老年护理的目标

（1）增强自我照顾能力(increase self-care capacity)　面对老年人的虚弱和需求，医护人员常常寻求其他社会资源的协助，而很少考虑到老年人自身的资源，老年人在许多时候都以被动的形式生活在依赖、无价值、丧失权利的感受中，自我照顾意识淡化，久而久之将会丧失生活自理能力。因此，要善于运用老年人自身资源，以健康教育为干预手段，采取不同的措施，尽量维持老年人的自我照顾能力，巩固和强化其自我护理能力，避免过分依赖他人护理，从而增强老年人生活的信心，保持老年人的自尊。

（2）延缓恶化及衰退(delay deterioration and decline)　广泛开展健康教育，提高老年人的自我保护意识，改变不良的生活方式和行为，促进健康。通过三级预防策略，对老年人进行管理。避免和减少健康危险因素的危害，做到早发现、早诊断、早治疗、积极康复，对疾病进行干预，防止病情恶化，预防并发症的发生，防止伤残。

（3）提高生活质量(promote the quality of life)　护理的目标不仅仅是疾病的转归和寿命的延长，而且应促进老年人在生理、心理和社会适应方面的完美状态，提高生活质量，体现生命意义和价值。老年人要在健康基础上长寿，做到年高不老，寿高不衰，更好地为社会服务，而不是单纯满足人们长寿的愿望，让老年人抱病余生。

（4）做好临终关怀(hospice)　对待临终老年人，护理工作者应从生理、心理和社会全方位为他们服务。对其进行综合评估分析，识别、预测并满足其需求，以确保老年人能够无痛、舒适地度过生命的最后时光。不再做延长死亡的"抢救"，让老年人走得平静，生命终末阶段有陪伴照料。给家属以安慰，并让他们感受到医务人员对病人的关心和帮助。

2. 老年护理的原则

（1）满足需求　人的需要满足程度与健康成正比。因此，首先应基于满足老年人的多种需求。护理人员应当增强对老化过程的认识，将正常与病态老化过程及老年人独特的心理社会特性与一般的护理知识相结合，及时发现老年人现存的和潜在的健康问题和各种需求，使护理活动能提供满足老年人的各种需求和照顾的内容，真正有助于其健康发展。

（2）社会护理　老年护理的对象不仅是老年病人，还应包括健康的老年人、老年人家庭的成员。因此老年护理必须兼顾到医院、家庭和人群,护理工作不仅仅是在病房,而且也应包括社区和全社会,从某种意义上讲,家庭和社会护理更有其重要性,因为不但本人受益,还可大大减轻家庭和社会的负担。

(3)整体护理　由于老年人在生理、心理、社会适应能力等方面与其他人群有不同之处,尤其是老年病人往往有多种疾病共存,疾病之间彼此交错和影响。因此,护理人员必须树立整体护理的理念,研究多种因素对老年人健康的影响,提供多层次、全方位的护理。一方面要求护理人员对病人全面负责,在护理工作中注重病人身心健康的统一,解决病人的整体健康问题;另一方面要求护理业务、护理管理、护理制度、护理科研和护理教育各个环节的整体配合,共同保证护理水平的整体提高。

(4)个体化护理　衰老是全身性的、多方面的、复杂的退化过程,老化程度因人而异;影响衰老和健康的因素也错综复杂,特别是出现病理性改变后,老年个体的状况差别很大,加上病人性别、病情、家庭、经济等各方面情况不同,因此,既要遵循一般性护理原则,又要注意因人施护,执行个体化护理的原则,做到针对性和实效性护理。

(5)早期防护　衰老起于何时,尚无定论。又由于一些老年病发病演变时间长,如高脂血症、动脉粥样硬化、高血压、糖尿病、骨质疏松症等一般均起病于中青年时期,因此,一级预防应该及早进行,老年护理的实施应从中青年时期开始入手,进入老年期更应关注。要了解老年人常见病的病因、危险因素和保护因素,采取有效的预防措施,防止老年疾病的发生和发展。对于慢性病病人、残疾老年人,根据情况实施康复医疗和护理的开始时间也应越早越好。

(6)持之以恒　随着衰老,加上老年疾病病程长,合并症多,并发症多,后遗症多,多数老年病人的生活自理能力下降,有的甚至出现严重的生理功能障碍,对护理工作有较大的依赖性,老年人需要连续性照顾,如医院外的预防性照顾、精神护理、家庭护理等。因此,开展长期护理(long term care)是必要的。对各年龄段健康老年人、患病老年人均应做好细致、耐心、持之以恒的护理,减轻老年人因疾病和残疾所遭受的痛苦,缩短临终依赖期,对生命的最后阶段提供系统的护理和社会支持。

四、老年护理的道德准则和素质要求

护理的本质就是尊重和维护人的生命,尊重和维护人的尊严和权利。因此,护理是极其神圣、要求道德水准较高的职业。老年护理人员更必须严格履行职业道德准则和执业标准。

1. 老年护理道德准则

老年人是一个庞大的弱势群体,由于他们生理、心理、社会的特殊性,使他们处于可能发生不良后果的较大危险之中,因而老年护理是一种更具社会意义和人道主义精神的工作,对护理人员的道德修养提出了更严格的要求。

(1)尊老爱老,扶病解困　中华民族历来奉行尊老、养老的美德,这种优良传统成为我国文化传统的主要内容之一,并著称于世。1982年联合国大会批准《老龄问题维也纳国际行动计划》时,秘书长瓦尔德海姆就提出"以中国为代表的亚洲方式,是全世界解决老年问题的榜样"。老年人尤其是高龄老年人有着特殊的需求,特别是对于日常生活照料、精神安慰和医疗保健三个基本方面的服务需求将变得愈加迫切。广大护理工作者应倾心于此、尽力于此,不管是在医院或在社区、家庭或在中间老年服务机构,都应将尊老、敬老、助老的工作落到实处,为老年人排忧解难,扶病解困。老年人一生操劳,对社会做出了很多贡献,理应受到社会的尊重和敬爱,必须为他们争取各种伦理和法律权利。

（2）热忱服务，一视同仁　热忱服务是护理人员满足病人需要的具体体现。在护理工作中要注意老年人病情和感情的变化，始终贯穿着诚心、爱心、细心、耐心的原则，尽量满足要求，保证他们的安全和舒适；对病人应一视同仁，无论职位高低、病情轻重、贫富如何、远近亲疏、自我护理能力强弱，都要以诚相待，尊重人格，体现公平、公正的原则，并能提供个性化护理。设身处地体谅病人因患病的痛苦、看病的艰难和治疗的麻烦而引起的烦躁和焦虑，杜绝"脸难看，话难听"的现象，始终给病人一种亲切温和、热情可信的感觉。

（3）高度负责，技术求精　老年人反应不敏感，容易掩盖很多疾病的体征，加之老年人病情发展迅速，不善于表达自己的感受，很容易延误病情。这不仅要求护理人员具有较高的专科护理知识水平，更重要的是强烈的责任心，在工作中要做到仔细、审慎、周密，千方百计地减轻和避免后遗症、并发症。绝不能因为工作中的疏忽而贻误了老年病人的治疗。尤其是对待感觉迟钝、反应不灵敏和昏迷的老年病人，在独自进行护理时，要认真恪守"慎独精神"，在任何情况下都应忠实于病人的健康利益，不做有损于病人健康的事。精湛的护理技术是护理效果的重要保证，只有刻苦钻研护理业务，不断扩展和完善知识结构，熟练掌握各项护理技术操作，才能及时准确地发现和判断病情变化，谨慎、周密地处理各项复杂的问题，也才能在操作中做到快捷、高效，最大限度地减轻病人的痛苦。

2. 老年护理人员的素质要求

（1）具有高度的责任心、爱心、耐心及奉献精神　老年人群有较多的健康问题和需求，对护理人员的依赖性较大，其生理、心理变化复杂，增加了老年护理的难度。因此，要求护理人员要以高度的责任心关注老年人，不论其地位高低，都应一视同仁，以充分的爱心、耐心对待老年人，全身心地投入到老年护理的过程中。

（2）具有博、专兼备的专业知识　老年人多数都身患多种疾病，有多脏器功能受损，因此，全面掌握专业知识，能够将其融会贯通，全系统、全方位地考虑问题，处理问题，同时，还要精通专科领域的知识和技能，有重点地为老年人解决问题，帮助老年人实现健康方面的需求。

（3）具有准确、敏锐的观察力和正确的判断力　老年人的机体代偿功能相对较差，健康状况复杂多变，要求护理人员具备敏锐的观察力和准确的判断力，能够及时发现老年人的健康问题及各种细微的变化，能够对老年人的健康状况做出正确的判断，及早采取正确、有效的措施，解决健康问题，提高护理质量。

（4）具有良好的沟通交流能力　对于老年人群的诸多问题，需要良好的沟通交流能力，良好的沟通交流可以使护理人员准确全面地评估老年人。

（邱洪流　王炳彦）

直通护考

A₁型题

1. 下列不属于老化特征的是（　　）。

A. 渐进性　　　B. 普遍性　　　C. 规律性　　　D. 危害性　　　E. 内生性

2. 我国对老年人年龄划分的标准是（　　）。

A. 55岁　　　B. 60岁　　　C. 65岁　　　D. 70岁　　　E. 75岁

3. 我国何时开始进入老龄化社会？（　　）

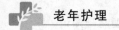

A. 1980 年　　B. 1989 年　　C. 1990 年　　D. 1999 年　　E. 2000 年

4. 反映人口老龄化的主要指标是（　　）。

A. 老年人口系数　　　　　B. 长寿水平　　　　　　　C. 老年人口负担系数

D. 老龄化指数　　　　　　E. 平均期望寿命

5. 反映医疗卫生保健水平的重要指标是（　　）。

A. 老年人口系数　　　　　B. 长寿水平　　　　　　　C. 老年人口负担系数

D. 老龄化指数　　　　　　E. 平均期望寿命

6. 人口老龄化是指（　　）。

A. 老年人口系数　　　　　B. 老年人口总数　　　　　C. 属于静态人口现象

D. 老龄化指数　　　　　　E. 老年人口占人口比例呈不断上升的一种动态过程

7. 在发展中国家，老年型国家的 60 岁以上老年人口系数为（　　）。

A. ≥4%　　B. ≥7%　　C. ≥8%　　D. ≥10%　　E. ≥12%

8. 在发达国家，老年型国家的 65 岁以上老年人口系数为（　　）。

A. ≥4%　　B. ≥7%　　C. ≥8%　　D. ≥10%　　E. ≥12%

9. 下列哪项不是我国人口老龄化的特征？（　　）

A. 地区发展不平衡　　　　B. 老龄化发展迅速　　　　C. 老年人口规模巨大

D. 城乡倒置显著　　　　　E. 现代化超前于老龄化

10. 老年护理的内容不包括（　　）。

A. 疾病诊断　　　　　　　B. 老年保健　　　　　　　C. 老年人的心理护理

D. 临终关怀　　　　　　　E. 为主要照顾者提供咨询和教育

11. 下列哪项不是人口老龄化所带来的问题？（　　）

A. 养老保障的负担加重　　B. 养老服务的需求迅速膨胀

C. 医疗保障压力大　　　　D. 农村的养老、医疗等压力相对城镇将更加突出

E. 养老负担越来越多地依赖于家庭

12. 老年护理作为一门学科最早起源于（　　）。

A. 日本　　B. 英国　　C. 法国　　D. 美国　　E. 德国

13. 关于人口老龄化的概念下列说法错误的是（　　）。

A. 人口老龄化是老年人口数量绝对增加的过程

B. 人口老龄化随着社会经济的发展是可逆的

C. 人口老龄化初期对社会经济发展有积极的作用

D. 人口老龄化和老年人口问题不同

E. 人口老龄化通常是指群体老龄化

项目二　老化的理论

学习目标

1. 掌握老化的概念和特征,能应用老化的生物学理论解释老化现象,指导老年护理工作。
2. 熟悉老化的心理学理论,并能在老年护理实际工作中加以应用。
3. 了解老化的生物学、心理学、社会学理论对老年护理工作的影响。

案例导入

　　张奶奶,90岁,曾经是某大学的教授,现在日常生活不能自理,记忆力明显下降,甚至不知道自己住在哪里了。注意力不集中,答非所问;不认识自己的儿女,有时对人漠不关心,有时大吵大闹。
　　请思考:张奶奶这是怎么了？如何为她提供帮助呢？

　　世界上,任何生物都必须经过出生、发育、成熟、衰老及死亡这一必然过程,人类也不例外。在人类历史上,有关衰老的记载可追溯到2000多年以前,有关老年病的诊治也有近300年的历史,尤其是近半个世纪以来,老年学及老年医学得到了飞跃发展,近年来,随着老年人健康问题的日益严重,有关老化理论的研究也迅速发展起来。一般认为,老化是指随着年龄增长,机体细胞发生的分裂、生长和功能丧失,最后引起生命不相容的全过程,最终结果是导致生命的死亡。早期的老化理论大多只注重于生物学观点的研究,直到20世纪初,才逐渐出现社会及心理方面的理论发展。实际上,老化的过程自出生就开始,不同的个体以不同的速度老化,一直持续至死亡;老化的现象不仅以不同的个体差异、速度出现在生理层面,而且在心理和社会层面上也反映出来。生理方面的老化现象包括机体结构与功能的改变,而造成老化的因素又可分为生物以及环境中的物理、化学刺激等。心理与社会方面的老化则受个人认知、社会化过程、身体功能退化与社会的期待等因素影响,而有其独特性。认识、了解不同层面老化理论,有助于护理人员评估老年人健康状况,了解其需求,拟定适合老年个体的护理计划,提供完善的护理措施,提高其生活质量。

一、老化的生物学理论

　　老化的生物学理论(biological theories of aging)重点探讨和研究老化过程中生物体包括人类生理改变的特性和原因。该理论认为,生物体的生理性老化现象是由于细胞发生突变或

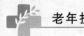

耗损,导致细胞内基因或蛋白质改变、废物堆积、细胞功能衰退、细胞停止分化与修复,最终导致细胞死亡。目前提出的老化的生物学理论主要有基因程控学说、免疫学说、神经内分泌学说、自由基学说、交联学说、差错灾难学说等。

1. 基因程控学说

基因程控学说又称为"生物钟学说"。该学说认为,衰老始动于细胞内的预定程序,从而决定了细胞寿命的长短。这种预定程序来源于父母生殖细胞染色体的遗传信息。由于父辈染色体中的DNA以特定的核酸排列顺序决定了生物的个体特征。因此,生物的种属不同,寿命也就不同。每种生物就像是设定好生命时间的生物个体,体内细胞的基因有固定的生命期限,并以细胞分化次数来决定个体的寿命。例如:人类的基因,其最长生命期限被设定为110年,在这110年中,正常细胞分裂约50次,达到极限分裂次数就停止正常分化,细胞开始退化、衰老,人开始老化,最终死亡。不同种类的生物,其细胞最高分化次数也不同,细胞分化次数越高者,其寿命越长。衰老在机体内类似一种"定时钟",即衰老过程是按一种既定程序逐渐推进的,凡是生物都要经历这种类似的生命过程,只是不同的物种又各有其特定的生物钟而已。同一种生物有着大致相同的最高寿命。单卵双胎者,其寿命大致相同。长寿家庭的后代,多长寿者。同一种生物的寿命和老化速度不完全一样,衰老速度与寿命密切相关。如从世界各国平均寿命可以看出,女性的寿命一般比男性长。这是男女在遗传上有所不同的缘故——男女染色体成分有区别。女性第23对染色体都是X染色体,而男性第23对染色体由X染色体和Y染色体构成。因此,如果女性的一套染色体发生损伤,可以由另一套提供相同的遗传信息加以修复,而男性若损伤发生在第23对染色体中的X染色体上,那就无法修复了。生物体的生理性老化现象是由于细胞发生突变或耗损,导致细胞内基因或蛋白质改变、废物堆积、细胞功能衰退、细胞停止分化与修复,最终导致细胞死亡。因此,遗传学说认为:与生物的生长、发育、成熟一样,衰老是由遗传程序决定的,是遗传程序上的一个过程。至于确切的机制和原因,有"修饰基因的抑制作用逐渐丧失说""基因密码受限说""重复基因利用枯竭说"及"DNA分子修复能力下降说"等,目前尚无定论。

2. 免疫学说

Walford于1962年提出免疫学说(immunity theories)。他认为人体对疾病的抵抗能力,主要来源于体内的免疫功能,这种免疫功能随着年龄的增加而逐渐降低,故老年人体内的免疫功能不足。其主要观点为:①老化与免疫功能减退有关。人体在衰老过程中,免疫细胞的构成发生了变化:T细胞、B细胞绝对值明显减少,其亚群也有变化。免疫功能下降:T细胞对有丝分裂原刺激的增殖能力下降,B细胞对外来抗原反应能力降低而对自身抗原反应能力增加;NK细胞活性明显下降。免疫活性细胞各种功能发生很大改变,出现对抗原的精细识别能力下降、精确调控功能减弱,以及免疫应答紊乱、低效和无效,使免疫系统的三大功能(防御、自稳、监视)失调或减弱,最终导致老年人感染性疾病及癌症的发生率明显增加。②自身免疫在老化过程中起着重要作用,在正常的情况下,机体的免疫系统不会与自身的组织成分发生免疫反应,但随着年龄的增加体内细胞产生突变的概率也随之增加。突变细胞是一种不同于正常细胞的异常蛋白质,被体内免疫系统辨认为外来异物。当此异常的蛋白质在体内出现时,将会激发体内免疫系统反应,而产生抗体,该反应称为自体免疫。当自体免疫反应发生时,会造成一系列的细胞损害。在机体老化过程中,T细胞功能下降,不能有效地抑制B细胞,导致自身抗体产生过多,使机体自我识别功能发生障碍,不能准确地识别自己和非己,从而诱发一些严重疾病,加剧组织的老化。如老年人常见的风湿性关节炎被认为是免疫系统自身攻击的结果。

3. 神经内分泌学说

神经内分泌学说（neuroendocrine theories）主张老化现象是由于大脑和内分泌腺体的改变所致。认为人的出生、生长、发育、成熟、衰老和死亡都是通过激素的调节来完成的。随着年龄的增长，下丘脑机能显著减退，垂体及其下属靶腺机能减退，机体的内环境失去平衡，机能发生紊乱，代谢出现障碍，从而引起衰老乃至死亡的一系列过程。其机理主要是：下丘脑是调节全身自主神经功能的中枢，起着重要的神经内分泌换能器的作用。随着年龄的增长，下丘脑发生明显的老年性改变，细胞受体的数量减少，反应减退，与神经内分泌调控有关的酶合成功能减退，神经递质含量及代谢发生改变等，这些改变影响了其他内分泌腺的功能及多种代谢，使机体的新陈代谢减慢及生理功能减退，机体出现衰老和死亡。人的大脑大约有 140 亿个神经元，从出生直至 18 岁左右，脑细胞的数量变化不大，但从成年起，脑细胞由于退化死亡而逐渐减少。到 60 岁左右，将失去一半。此外，运动神经的传导速度和感觉神经的传导速度，也随着年龄的增加而降低。所以老年人常常表现出某些特有的心理特征，如多疑、忧郁、孤独、失去自我控制能力等，这些表明老年人的中枢神经系统在衰退。此外，关于脑容积的研究结果也显示，脑细胞的数量与脑内体液会随年龄的增长而减少，脑萎缩的发生率也随着年龄的增长而增高。美国哈佛大学老年学家 Dencla 通过实验设想垂体会定期释放一种能够抑制或干扰人体利用甲状腺素的激素，从而使细胞利用甲状腺素的能力下降，而一旦细胞不能利用甲状腺素，细胞就会逐渐衰老或死亡，也有学者称该激素为"死亡激素"。

4. 自由基学说

Harman 最早提出老化的自由基学说（free-radical theories）。自由基学说被认为是引起衰老的生化机制，在现代衰老学中占有重要地位。自由基是指在外层轨道中带有一个以上未配对电子的原子或分子，体内、外均可产生，具有高度氧化活性。在生理条件下，体内产生的少量自由基会迅速被酶系统所破坏。此理论认为老化是细胞代谢过程中自由基产物有害作用的结果。随着年龄的增长，体内自由基产生过多或清除能力下降，造成机体损害，引起疾病，促进衰老或死亡。

5. 交联学说

交联反应是体内的大分子在交联剂的作用下所发生的反应。人体组织中存在着大量的发生交联反应的成分，如核酸、蛋白质、胶原纤维等。如果发生 DNA 的股间交联，或细胞内的蛋白质发生交联，除阻碍 DNA 的正常分离与复制、导致细胞的死亡外，还可在细胞内形成巨大分子聚集物而不被分解和排除，从而在细胞内形成"冻结代谢库"，影响细胞的代谢和机能，导致细胞的死亡。

6. 差错灾难学说

Medvedev 和 Orgel 提出了差错灾难学说（error theories）。差错灾难学说又称为错误成灾学说。该学说认为人体在蛋白质和核酸的合成过程中，由于遗传本身或偶然的因素使氨基酸错误地嵌入某一步骤酶的催化活动中心或传递遗传信息的酶系，形成具有差错的蛋白质。这种差错在蛋白质合成的反复循环过程中逐渐增加，就会造成灾难性后果，导致细胞机能紊乱，这就是所谓"差错灾难"，最终引起细胞的衰亡。

6. 其他老化理论

（1）体细胞突变理论　Failla 和 Sziland 最早提出体细胞突变理论（somatic mutation theory），认为突变引起的细胞形态变化及功能失调或丧失是人体衰老的重要原因。支持的实验是用射线照射大鼠，大鼠的寿命缩短。但体细胞突变与衰老的确切关系尚有待进一步研究。

　　（2）细胞损耗理论　　Weismann 于 19 世纪末提出细胞损耗理论（wear-and-tear theories）。该理论用来假设细胞老化现象的产生是起自受损的细胞，或细胞分子结构的生成速度以及被破坏的速度过快，或细胞来不及完全修复所致。每一个生命体都有一定的储存能量，而这些能量应按预定计划消耗，当大量细胞耗损，而不能及时得到修复时，机体功能会受到影响，生命也随之终结。

　　（3）脂褐质和游离放射理论　　脂褐质和游离放射理论（lipofuscin and free radical theories）于 19 世纪中提出。游离放射物质会造成脂褐质的色素堆积在细胞核和细胞质，而产生基因型病变，使正常细胞功能受损而死亡。随着年龄的增长，机体的防御功能逐渐减弱，抗氧化物减少，而接触产生游离放射物质的概率增加，体内游离放射物质增加。当机体无法及时清除过剩的游离放射物质时，导致脂褐质沉积，细胞损伤增加，老化现象随之出现。

　　7. 老化的生物学理论与护理

　　老化的生物学理论主要研究和解释老化过程与生理功能之间的关系，主要观点包括以下几点：①生物老化影响所有有生命的生物体。②生物老化是随着年龄的增长而发生的自然的、不可避免的、不可逆的以及渐进的变化。③因年龄增高引起个体老化改变的原因，根据每个人的特点而不同。④机体内不同器官和组织的老化速度各不相同。⑤生物老化受非生物因素的影响。⑥生物老化过程不同于病理过程。⑦生物老化可增加个体对疾病的易感性。了解老化的生物学理论观点，能够帮助护理人员正确认识人类的老化机理，在护理实践活动中更好地服务于老年人，如正确区分通常影响老年人的"生理老化的改变"与"疾病病理过程"二者之间的不同之处。指导护理人员在健康评估时既要考虑到疾病的改变，也要想到生理老化的改变，如正常老年人可出现碱性磷酸酶轻度升高，但中度升高则应考虑病理状态。

　　护理人员可借助基因程控学说，指导老年人正确面对老化甚至死亡，让他们知道每一种生物都有其恒定的年龄范围，老化是由基因决定的一种必然过程，不可能是偶然的机遇，人不可能"长生不老""返老还童"。

　　免疫学说可解释老年人对某些疾病易感性的改变，指导护理人员在老年护理工作中能有意识地防范感染，并注意观察老年人早期出现的感染症状，以便早发现、早诊断、早治疗。

　　神经内分泌学说可帮助护理人员正确理解老年人为何常常出现多疑、忧郁、孤独、失去自我控制能力等心理特征，以便有的放矢地做好老年人的心理护理，促进老年人的心理健康。细胞损耗理论则为护理人员制订护理目标和护理计划，以减少老年病人的心理和生理压力提供了理论依据。

二、老化的心理学理论

　　老化的心理学理论重点研究和探讨老年期的行为与发展的关系，目前提出的老化的心理学理论有人的需求理论、自我概念理论和人格发展理论。这些理论指导护理人员不仅要关注老年人的生理功能，而且要关注心理因素对其的影响。

　　1. 人的需求理论

　　人的需求理论中最有代表性的是著名心理学家马斯洛的人类基本需要层次理论。他认为人类要生存和发挥其功能，必须满足一些基本需要，包括生理的需要、安全的需要、爱与归属的需要、自尊的需要、自我实现的需要。在马斯洛提出他的理论后几年，卡利什将该理论加以修改，并加入另一需要层次（图 2-1）。这个新的层次介于生理与安全需要之间，包括活动、探险、操纵、好奇以及性的需要。老年人如果没有机会去发展自己的环境及操纵外界的事物，当环境的改变不够或刺激不足时,老年人在身体、心理及社会发展上便无法达到成功老化,甚至出现离退休综合征、套间综合征等健康问题。

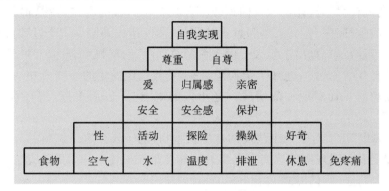

图 2-1　卡利什修正后的人类基本需要层次

2. 自我概念理论

自我概念理论(self-concepts theory)强调一个人的自我包括思想、情感和行为三个方面。自我概念是个人对自己角色功能的认知与评价。由于人类能意识到自己意识的存在,不仅能认识自己、评价自己、反省自己存在的价值和发展目标,也能产生自我发现、自我设计、自我确立、自我教育、自我发展等一系列能动性活动。因此,自我是有组织性、动力一致性和连续性的心理组织,但是它并非出生时就已经存在,相反,它是在社会互动与社会沟通中,随个体心理成长、人格发展而逐步形成的。每个人在社会上同时扮演着许多不同的角色,在不同的阶段扮演的角色也不同。进入老年期,个体的工作角色发生转变,从全职工作中退出,或成为部分或全部退休者;家庭角色也面临多重改变,由原来的主要经济收入者变为次要经济收入者,由照顾者角色逐渐转变成被照顾者,从父母角色逐渐转换成祖父母角色。由于扮演角色的改变,自我概念也随之改变。老年人常常由于所扮演社会角色的改变,再加上生理健康衰退,致使对自己角色功能的认知与评价减弱,出现老化心态。

3. 人格发展理论

心理学家发现个体的整个人生过程分为几个主要的阶段。每一个发展阶段有其特定的发展任务,若能顺利完成或胜任该任务,个体将呈现正向的自我概念及对生命的正向态度,人生则趋向成熟和完美;反之,则个体将呈现负向的自我概念及对生命的负向态度,人生则出现失败的停滞或扭曲发展现象。此理论称为人格发展理论(life-course and personality development theories),又称为发展理论。在众多的相关发展理论中,精神科医生艾瑞克生的人格发展理论描述的最为完整。他将整个人生过程从出生到死亡分为八个主要阶段:婴儿期、幼儿期、学龄前期、学龄期、少年期、青年期、成年期和晚年期。老年阶段的任务是发展自我整合,否则会出现绝望。他认为老年人在此时期会回顾自己过去的经历,寻找生命价值,以便接受渐近死亡的事实。他们想努力达到一种统合感,一种生活的凝聚及完整感。若未达成,则感到彻底的绝望。自我整合也是接纳生命的意思,这是前七个阶段的成熟期,包含完整的意思,表示能以成熟的心灵和威严,不畏惧死亡的心态来接纳自己的生命作自我肯定,也意味着对过去所发生的事件,不心存懊悔,且对未来生活充满乐观和进取的心态,学习面对死亡。绝望是接纳生命的反面。绝望是指个体在老年时期觉得其一生不如愿,但时间又太匆匆,没有机会重新选择可以接受的生活,以后也不会有什么值得追求的,而充满失望及无力感。艾瑞克生认为绝望之所以发生，是由于心智不够成熟，而成熟的心智是建立在生命的各个发展阶段。因此，老年人能否成功整合，和其在人生早期发展任务的成功与否有关。老年人的发展危机，常常也是其个人所经历的许多心理社会危机的顶峰。自我整合的目的有二：一是将其生命中发生的事有秩序地排列在时间序列上；二是和过去的悲伤、懊悔达成妥协。这个过程可以说是一种生命的总回顾。卡斯特本曾提出老年人会做生命的总回顾，而回顾可分为四种"怀旧型态"。

（1）"证明能力存在"型　老年人会回想过去，寻找曾经发生的一些成功或得意的事件，以增加自信，鼓足勇气去面对现在的情况。老年人的观点是"以前可以，现在也应该可以做得到"。

（2）"设定界限"型　对于周围改变的环境及事物，老年人会重新调整其心理界限，以满足其心理需求，接受及面对现实的改变。老年人可能像是在描述一件事的来龙去脉，事实上是他巧妙地重新界限自己心理的方式。

（3）"不朽的过去"型　老年人有时会将过去的事带入现在的情境中，像是再一次活在过去，特别是一些令他怀念的事件。例如：老年人可能会保留房间的原样或对着泛黄的照片不断地自言自语。

（4）"重复"型　老年人总是喜欢一而再再而三并自得其乐地述说自己最得意的往事。常常同一件陈年往事会被反复地提起。这也可以说是老年人的特点之一，你可能常听到老年人提到"想当年，我……"。

上述这些怀旧型态都是帮助老年人适应老年期的方法。但是回忆常常是苦乐参半，老年人必须进行适当的调整，坦然地接受它们的存在，肯定自己的生命历程是有价值的，才能适应老年期带来的各方面的改变。否则，就会对自己的一生不满意，甚至失望。有学者建议人年轻的时候就要积极开拓人生，培养兴趣，因为年轻时心灵的贫乏会导致老年生活的单调。

4. 老化的心理学理论与护理

根据老化的心理学理论，护理人员为老年人提供服务时，不仅要关注老年期的机体结构和生理功能的退行性改变，还应注意老年人的心理健康问题。老化的心理学理论作为临床实践活动的指南之一，为护理人员提供评估心理健康的方向，指导健康问题的分析与诊断，帮助制订科学合理的护理计划，指导护理效果的评价。

人类基本需要层次理论既可用于对住院老年病人进行指导，也可用于指导居家的老年人。当老年人对各种层次的需要有所追求，并逐渐得到满足后，才能保持老年人的良好功能状态。只有完全成熟的个体，并具有自主、创造、独立以及良好的人际关系的个体，才会有自我实现的需要。而老年人属于成熟的个体，对高层次的需要更为迫切。成功老化的个体能获得自我实现需求的满足。因此，当老年人较低层次的需要得到满足后，护理人员应鼓励老年人追求更高层次的需要，如自我实现的需要。

自我概念理论指出进入老年期，个体工作角色、家庭角色发生多重改变，自我概念也随之不同。护理人员要协助老年人适应扮演角色的改变，使老年人对自己角色功能做出正确的认知与评价。

人格发展理论则强调老年人应该用一定的时间和精力来回顾和总结自己的一生，进行自我整合，将其生命中发生的事情按时间顺序列出，并和过去的悲伤、懊悔达成妥协。因此，护理人员要协助老年人完成生命总结回顾的过程，使老年人坦然地接受它们的存在，肯定自己的生命历程的价值，促进老年人的心理健康发展，提高老年人的生活质量。

三、老化的社会学理论

老化的社会学理论主要研究、了解及解释社会互动、社会期待、社会制度与社会价值对老化过程适应的影响。老化的社会学理论的发展分为两个阶段：第一个阶段以1961年的"隐退理论"为标志，隐退理论从把个人作为解释的根源转为以社会制度作为解释的根源。而在1961年之前，社会学中老年领域的研究主要围绕"适应"这个概念展开，后来被称为活跃理论。活跃理论以个人作为解释的根源。这两种理论引起了很大的争议，许多学者提出了能替代隐退/活跃理论，能更好解释老化过程的理论观点，由此出现了老年次文化理论、持续理论、现代化理论、社会环境理论、年龄阶层理论和持续理论等。第二个阶段起始于20世纪70年代末和80年代初，标志性的理论有社会现象学家和马克思主义者提出的理论，另一个来源是老年政治经济学理论。20世纪80年代末和90年代初，社会老年学家又试图运用批评理论和女权主义理论来进行老化理论的研究。本节主要描述与护理活动关系较密切的第一阶段老化社会学理论。

1. 隐退理论

卡明（E. Cumming）和亨利（W. Henry）经过5年的研究，于1961年提出隐退理论（disengagement theory）。该理论主张"天下没有不散的宴席"，认为社会平衡状态的维持，取决于社会与老年人退出相互作用所形成的彼此有益的过程。这一过程是社会自身发展的需要，也是老年人本身衰老的必然要求。隐退理论的前提是：①隐退是一个逐渐进行的过程；②隐退是不可避免的；③隐退是双方皆感满意的过程；④所有社会系统都有隐退的现象；⑤隐退是一种常态。此理论认为，老年期不是中年期的延续，老年期有自身的特殊性，老年人逐步走向以自我为中心的生活，生理、心理以及社会等方面的功能也逐步丧失，与社会的要求正在渐渐拉大距离，因此，对老年人最好的关爱应该是让老年人在适当的时候以适当的方式从社会中逐步疏离，不再像中年期或青年期那样拼命奋斗。此外，一个社会要想保持持续的发展，就必须不断地进行新陈代谢。进入老年阶段，就像选手将棒子交给下一个选手一样，自己从社会角色与社会跑场中隐退，这是成功老化所必须经历的过程，也是一种有制度、有秩序、平稳的权力与义务的转移。这个过程是促进社会进步、安定、祥和的完善途径，也是人类生命世代相传，生生不息的道理。此理论可用以指导老年人适应退休带来的各种生活改变。

该理论的缺陷是很容易使人将老年人等同为无权、无能、无力的人，使社会对老年人的漠视合情化、排斥合法化、歧视合理化。

2. 活跃理论

1963年，Havighurst等提出活跃理论（activity theory）。这个理论认为，社会活动是生活的基础，人们对生活的满意度是与社会活动紧密联系在一起的，社会活动是老年人认识自我、获得社会角色、寻找生活意义的主要途径。老年人若能保持参与社会活动的最佳状态，就可能充分地保持老年人生理、心理和社会等方面的活力，更好地促进老年人生理、心理和社会等方面的健康发展。现实生活中，我们不难发现老年人常常有一种"不服老"的感觉，"越活越年轻"的老年人常常有一种急迫的"发挥余热"的冲动。终日无所事事对他们来说，不是享福，而是受罪。因此，老年人仍期望能积极参与社会活动，维持原有角色功能，以证明自己生活的价值，而失去原有角色功能常常使老年人失去生活的信心与意义。活跃理论建议个体社会结构所失去的活动必须被新角色、新关系、新嗜好与兴趣所取代。所以如果老年人有机会参与社会活动，贡献自己的才能，其晚年的生活满意度就会提高。有关研究也证实老年人参加自己感兴趣的非正式的活动,比参加许多工作更能提高老年人的生活品质与满意度。

活跃理论并不是无懈可击的,活跃理论没有注意到老年人之间的个体差异,不同的老年人对社会活动的参与要求是不同的。同时,活跃理论也没有注意到年轻老年人与高龄老年人的差别,这两个年龄组的老年人在活动能力和活动愿望上的差别都是很大的,不可一概而论。

3. 持续理论

1968年,Neugarten等人提出了持续理论(continuity theory)。活跃理论和隐退理论很明显存在一些问题,对这些问题的解决促成了持续理论的诞生,持续理论更加注意的是老年人的个体性差异,它以对个性的研究为理论基础。该理论主要探讨老年人在社会文化约束其晚年生活的行为时,身体、心理及人际关系等方面的调适。根据该理论,个体在成熟过程中会将某些喜好、特点、品味、关系及目标纳入自己人格的一部分。当人们进入老年期时,他们经历了个人及人际关系的调适,表现出有助于调适过去生活经验能力的行为。一个人的人格及行为特征是由环境影响与社会增强结果所塑造出来的。Neugarten认为人的人格会随着老化过程而持续地动态改变。如个体能适时改变人格,适应人生不同阶段的生活,则能较成功地适应老化过程。一些纵向性研究报告指出,一般人认为老年人常有的人格行为,可能是一种适应年龄增长后,人格改变所表现出来的行为。老年人会觉得自我精力、自我形态以及性别角色知觉降低。男女角色似乎对调:男性较倾向于被照顾、忍耐的角色,而女性则扮演较具领导性的角色。

人的生命周期的发展表现出明显的持续性,老化是人的持续性发展的结果,也是老年人适应发展状况的结果,而发展状况的不同必然会导致老年人适应结果的不同。因此,持续理论承认每个老年人都可能是不同的。这一观点为持续理论赢得一席之地。

4. 次文化理论

1962年,美国学者罗斯(Rose)提出了次文化理论(subculture theory)。次文化是社会学中的一个术语,它意味着与主流文化的不同。老年人作为一个在数量上越来越庞大、社会影响上越来越强烈的群体,必然会形成具有特殊色彩的文化现象,以此与青年人或中年人区别开来,这就是老年次文化。老年人拥有自己特有的文化特质,就像少数民族拥有不同于主流人群的生活信念、习俗、价值观及道德规范,自成一个次文化团体。在这个次文化团体中,个人的社会地位是由过去的职业、教育程度、经济收入、健康状态或患病情形等认定的。随着老年人口的增加,这类次文化团体也随之壮大,许多相关的组织也随之设立,如美国的退休协会(American Association of Retired Persons,AARP),我国的老年大学、老年人活动中心、老年人俱乐部等。该理论指出,同一文化团体中的群体间的相互支持和认同能促进适应成功老化。

老年人本身已经与主流社会产生了疏离,过分强调老年次文化,在一定程度上可能唤醒社会对老年人这个特殊群体的关注,但也可能会将老年人进一步从主流社会推开,加剧老年人与主流社会的疏离感。

5. 年龄阶层理论

1972年,美国学者赖利(Riley)等人提出了年龄阶层理论(age stratification theory)。年龄阶层利用了社会学中阶级、分层、社会化、角色等理论,力图从年龄的形成和结构等方面来阐述老年期的发展变化,它被认为是新近发展起来的较全面的、颇具发展前景的一个理论。主要观点有:①同一年代出生的人不但具有相近的年龄,而且拥有相近的生理特点、心理特点和社会经历;②新的年龄层群体不断出生,他们所置身的社会环境不同,对历史的感受也不同;③社会根据不同的年龄及其扮演的角色被分为不同的阶层;④每一个人都是从属于一个特定的年龄群体,随着他的成长,不断地进入另一个年龄群体,而社会对不同的年龄群体所赋予的角色、所寄托的期望也会发生相应的变化,因此,一个人的行为变化必然会随着所属的年龄群体的改变而发生相应的改变;⑤人的老化过程与社会的变化之间的相互作用是动态的,所以老年人与社会总是不断地相互影响。同一年龄阶层的老年人之间会相互影响其老年社会化过程,使得老年人群体间拥有了某些特定的普遍行为模式。年龄阶层理论认为老年人的人格与行为特点是一种群体相互影响的社会化结果。

年龄阶层理论注重个体动态的发展过程以及社会的历史变化,但在这两点上似乎都太强调整体性和统一性,而对个体性和差异性很少关注。年龄阶层理论可以解释不同年龄层之间的差异,但对于同一个年龄层中不同个体所表现出的个体间的差异却缺乏解释力。

6. 老化的社会学理论与护理

老化的社会学理论帮助护理人员从"生活在社会环境中的人"这个角度看待老年人,了解老年人生活的社会对他们的影响。在老化的社会学理论中,影响老化的因素有人格特征、家庭、教育程度、社区规范、角色适应、家庭设施、文化与政治经济状况等。在护理实践活动中,护理人员可应用社会学理论协助老年人度过一个成功愉快的晚年生活。

根据隐退理论护理人员需注意评估那些正在经历减少参与社会活动的老年人,提供足够的支持和指导,以维持其平衡。

活跃理论则要求护理人员辨别那些想要维持社会活动角色功能的老年人,并评估其身心能力是否足以从事某项活动,帮助老年人选择力所能及且感兴趣的活动。

持续理论帮助护理人员了解老年人的人格行为,也建议护理人员应该评估老年人的发展及其人格行为,并制订切实可行的计划,协助老年人适应这些变化。

次文化理论使护理人员认识到老年人拥有自己特有的生活信念、习俗、价值观及道德规范等文化特征,其护理措施可能不同于青年人或中年人。

年龄阶层理论指出不同的社会存在不同的阶级制度,由于阶级制度不同,社会对老年人的角色期望与行为也有所不同。因此,护理人员要充分评估老年人的基本资料与成长文化背景,才能做到个别化护理。

在进一步对老化理论研究、认识和应用的同时,要注意时代的意义,文化的差异以及学术的发展和进步。护理人员不仅要了解老化的相关理论,还必须知道各种老化理论的适用范围和局限性。在为老年人提供护理服务时,要慎重考虑应该选用何种理论作为实践活动的指南,不同的老年人可能需要使用不同的理论框架作为指导,促进其成功老龄化。此外,在临床护理活动中,护理人员要不断收集资料验证各种理论的实用性,使理论进一步充实、完善。

(孟发芬)

直通护考

A₁ 型题

1. 基因理论强调导致老年期细胞和器官变化的原因是(   )。

A. 大脑　　　B. 心脏　　　C. 基因　　　D. 脾脏　　　E. 以上都不是

2. 老年护理原则包括:促进个体自我保护能力、减少或消除自我保护限制、提供直接护理服务以满足老年人需求,以及尽量保持个体的(   )。

A. 自觉性　　　B. 反应性　　　C. 自力性　　　D. 能动性　　　E. 以上都不是

3. 老年护理学研究的对象是(　　)。

A. 老龄化社会　　　　　　B. 老年健康人　　　　　　C. 老年人

D. 老年患者　　　　　　　E. 以上都是

4. 下列说法正确的是(　　)。

A. 我国是世界上老化状况最严重的国家

B. 我国是世界上老年人绝对数最多的国家

C. 我国是世界上老年人口平均寿命最长的国家

D. 我国是世界上老龄化问题最严重的国家

E. 我国是世界上老年人最多的国家

5. 在发展中国家,60 岁老年人口达到下列哪个数值标志着这个国家属于老年型国家?
(　　)

A. ＞4％　　　B. ＞6％　　　C. ＞8％　　　D. ＞10％　　　E. ＞12％

6. 细胞损耗理论认为生命的死亡是因为(　　)。

A. 生理、心理、社会及环境方面的影响

B. 细胞内废物堆积

C. 细胞分裂达到一定次数即停止分化,人开始衰老

D. 组织细胞耗损后不能及时得到修复

E. 体细胞突变造成老年人体内细胞特性改变

项目三　老年保健及健康促进

 学习目标

1. 掌握老年保健、自我保健的概念、原则、措施及内容。
2. 熟悉老年保健、自我保健的任务、策略，了解国内外老年保健的发展，熟悉老年保健的重点人群。
3. 熟悉老年保健的基本原则、老年保健的策略与老年自我保健的内容。
4. 培养关爱老年人、预防为主的护理观念。

案例导入

王奶奶，住在广西某重阳老年公寓，生活基本自理，明天八十大寿。患有高血压病 10 年，血压最高二级，药物控制血压病情稳定。身高 160 cm，体重 55 kg。

请你给王奶奶设计一套生日午餐，并说明理由。

随着年龄的增长，老年人的健康状况逐渐衰退，做好老年保健工作，为老年人提供满意的医疗保健服务，是我国社会当前十分重要的任务。这不仅有利于老年人健康长寿、延长生活自理的年限和提高老年人的生活质量，还会促进社会的稳定和发展。建立更加合理和完善的老年保健组织和机构，对老年人的健康保健和生活质量的提高具有重要意义。

一、概述

1. 老年保健的概念

世界卫生组织老年卫生规划项目认为，老年保健（health care in elderly）是指在平等享用卫生资源的基础上，充分利用现有的人力、物力，以维护和促进老年人健康为目的的，发展老年保健事业，使老年人得到基本的医疗、护理、康复、保健等服务。老年保健事业是以维持和促进老年人健康为目的，为老年人提供疾病的预防、治疗、功能锻炼等综合性服务，同时促进老年保健和老年福利发展的事业。例如，建立健康手册、健康教育、健康咨询、健康体检、功能训练等保健活动，都属于老年保健范畴。老年保健组织对于保障老年人的健康和生活具有重要意义。随着社会的进步和医学的发展，我国老年人的保健组织和机构正在不断发展和健全。在老年人的保健组织中，护士应该能够发挥越来越大的作用，从而把"老有所养，老有所医"的要求落在实处。

2. 老年保健的重点人群

（1）高龄老年人　高龄老年人是体质脆弱的人群，老年群体中 60％～70％ 的人有慢性疾病，常有多种疾病并发。随着年龄的增长，老年人的健康状况不断退化，同时心理健康状况也令人担忧，因此，高龄老年人对医疗、护理、健康保健等方面的需求加大。

（2）独居老年人　随着社会的发展和人口老龄化、高龄化及我国推行计划生育政策所带来的家庭结构变化和子女数的减少，家庭已趋于小型化，只有老年人组成的家庭比例在逐渐增高。特别是我国农村，青年人外出打工的人数越来越多，导致老年人单独生活的现象比城市更加严重。独居老年人很难外出看病，对医疗保健的社区服务需求量增加。因此，帮助他们购置生活必需品，定期巡诊、送医送药上门，为老年人提供健康咨询或开展社区老年人保健具有重要意义。

（3）丧偶老年人　丧偶老年人随年龄增长而增加，丧偶对老年人的生活影响很大，所带来的心理问题也非常严重。丧偶使多年的夫妻生活，所形成的互相关爱、互相支持的平衡状态突然被打破，使夫妻中的一方失去了关爱和照顾，常会使丧偶老年人感到生活无望、乏味，甚至积郁成疾。据世界卫生组织报告，丧偶老年人的孤独感和心理问题发生率均高于有配偶者，这种现象对老年人的健康是有害的，尤其是近期丧偶者，常导致原有疾病的复发。

（4）患病的老年人　老年人患病后，身体状况差，生活自理能力下降，需要经过全面系统的治疗，因而加重了老年人的经济负担。为缓解经济压力，部分老年人会自行购药、服药，而引起对病情的延误诊断和治疗。因此，应做好老年人的健康检查、健康教育、保健咨询、配合医生治疗，促进老年人的康复。

（5）新近出院的老年人　近期出院的老年人因疾病未完全恢复，身体状况差，常需要继续治疗和及时调整治疗方案，如遇到经济困难等不利因素，疾病极易复发甚至导致死亡。因此，从事社区医疗保健的人员，应根据老年病人的情况，定期随访。

（6）精神障碍的老年人　老年人中的精神障碍者主要是痴呆病人，包括血管性痴呆和老年性痴呆。随着老年人人口增多和高龄老年人的增多，痴呆病人也会增加。痴呆使老年人生活失去规律，并且不能自理，常伴有营养障碍，从而加重原有的躯体疾病。因此，痴呆老年人需要的医疗和护理服务明显高于其他人群，应引起全社会的重视。

3. 老年保健服务对象的特点

1）老年人对医疗服务需求的特点

老年人往往患多种疾病，就诊率、住院率高，住院时间长，医疗费用高。美国一项调查表明：住院病人中 31％ 为老年人，占住院总天数的 42％，老年人医疗费用是一般人群的 3 倍。我国原卫生部一项调查表明：老年人发病率比中青年人要高 3～4 倍，住院率高 2 倍。老化导致的医疗费用消耗也将大幅度增长。在医疗价格不变的条件下，医疗费用负担年递增率为 1.54％，未来 15 年人口老龄化造成的医疗费用负担将比目前增加 26.4％。

2）老年人对保健服务和福利设施需求的特点

老年人由于老化、疾病和伤残而妨碍了正常社会交往，降低了活动或独立生活能力；其次，实际收入减少，参与社会和经济生活的机会减少，社会地位降低，可能导致情感空虚，出现孤独感、多余感；另外，由于身体状况的变化会对住房和环境产生新的需要等，因此，老人们希望社会福利能尽力填补由于社会和经济发展造成的差距，让自己在改进了的家庭、社团或其他环境中有所作为，自我实现，尽快从身体和精神上的困境中解脱出来。很显然，社会福利服务与卫生保健服务是密切相关的。

多年来,对老年问题采取的解决方法有:①个人或家庭有责任照顾老年人,国家有法律法规对老年人进行保护,并提供有限的资金和服务;②民政部门有责任对无家庭抚养的老年人进行照顾;③老年人照顾组织由国家支持;④国家和社区应当参与组织老年人的福利服务,尤其是住宅的适应性改建等福利设施。

3) 老年人患病的特点

老年人由于各组织器官的逐渐衰老,机体的防御能力和对疾病的反应性均有不同程度的降低。在临床表现、疾病的进展、康复速度及预后等方面,老年病人均有其特殊性,因而针对老年病人的保健服务和护理也有不同的要求。

(1) 多种疾病同时存在、病情复杂　由于老年病人全身各系统的功能都有不同程度的老化,防御和代谢功能普遍降低,多种疾病共存,各系统之间的相互影响导致多种疾病同时或先后发生,病情错综复杂。

(2) 临床表现不典型　老年人由于生理功能的减退,对体内外异常刺激的反应性减弱,感受性降低,往往疾病发展到严重程度时而无明显不适或症状、体征不典型。如疼痛不敏感,严重感染时也仅仅出现低热,甚至不发热,容易造成误诊和漏诊而延误治疗。

(3) 病情长、康复慢、并发症多　由于老年病人免疫力低下,抗病能力与修复能力减弱,导致病程长、康复慢,容易出现意识障碍、水电解质紊乱、运动功能障碍等并发症。

(4) 病情发展迅速,容易出现危象　由于老年人组织器官储备能力和代偿能力差,老年人急性病或慢性病发作时,容易出现器官或系统的功能衰竭、病情危重。

4) 高龄老年人生活照顾特点

由于年龄增长而引起的退行性疾病容易导致活动受限甚至残疾,生活不能自理,需要较多的照顾。杜祥林所做的老年人的日常生活活动评定调查结果表明,自身活动受限、生活不能自理的高龄老年人或需人帮助的老年人占 3.9%～8.4%。有关调查显示:德国 65～79 岁的老年人中 8%生活不能自理,80 岁以上则上升到 30%;日本 65～75 岁的老年人有 10%生活不能自理,80 岁以上的老年人半数以上需要护理照顾。高龄引起退行性疾病及精神疾病增加,使老年痴呆、早老性痴呆发病率高,对老年人健康危害较大,老年保健护理的难度增加,已引起人们的广泛重视,并将老年人精神症状及其原因的研究纳入精神病的领域。

二、老年保健的发展

欧美等国家由于进入老龄化社会比较早,已经建立了规范、完善的老年保健制度和方法,而我国由于经济发展与人口老龄化进程的不平衡以及老年人口众多、老年保健工作起步晚,发展缓慢,还需要逐步建立正规、全面、系统的老年保健模式,我国老年保健及服务体系将面临严峻的挑战。

1. 国外老年保健的发展

以英国、美国、日本老年保健制度的建立和发展为例介绍。

1) 英国

老年保健最初源于英国。当时在综合性医院内住院的一部分高龄老年人,患有多器官系统疾病,常伴有精神障碍,同时还存在一些社会和经济问题。这部分病人由于反复入院或不能出院,住院时间长,需要的护理多和治疗上的特殊性,致使国家或地区开始兴建专门的老年病医院。现有专门的老年人医院,对长期患病的老年人实行"轮换住院制度"。为有利于老年人的心理健康和对病人的管理,又建立了以社区为中心的社区老年保健服务机构,并且有老年病专科医生,有健全的老年人医疗保健网络。

2)美国

早在1915年到1918年间,美国的老年保健问题就被提了出来。1934年,罗斯福总统建立了经济保障咨询委员会,起草了一项保障老年人、失业者、盲人、鳏寡者及其子女最基本收入的法律,即社会保障法。1939年至1949年,蓝盾、蓝十字和其他商业保险大幅度发展,成为医疗费用支付的主要渠道。1949年,在任总统杜鲁门要求议会加快医疗保险的实施。1965年,进行了社会保障法的修订,老年健康保险作为第十八条被写进社会保障法中。从1966年7月开始,美国老年人开始享有老年健康保险。健康保险包括两部分内容:A类是强制性的住院保险,包括住院治疗费用和某些特定的院外护理费用,例如家庭保健治疗费用和临终关怀医院的费用。B类保险是附加医疗保险,支付医生的服务费用和医院门诊服务费,包括急诊、门诊手术、诊断检查、实验室服务、门诊治疗、职业疗法、病理诊断以及永久性医疗装备费。美国老年保健事业经历了长期的发展,目前在长期护理方面比较完善。老年服务机构有护理之家、日间护理院、家庭养护院等。美国政府主要致力于在医院和老人院之间建立协作关系,解决长期保健的筹资问题,但美国长期的老年保健面临着三大挑战:需要训练有素的专业人员提高保健服务,需要筹措足够的经费,伦理道德问题。

3)日本

日本是一个经济发达的国家,也是世界第一长寿国。日本的老年保健制度是在20世纪70年代以后逐步建立和完善起来的。目前已形成了一套比较完整的体系,有老年保健法、老年福利法、护理保险法,并逐步形成了以医疗、老年保健和老年人访问护理等一系列制度。建立多元化的养老服务是日本社区老年保健的主要特点,老年保健机构把老年人在疾病的预防、治疗、护理、功能训练及健康教育等方面结合起来,对保持老年人的身心健康起到了很大作用。从1982至1993年三次制定并修改推行老年保健事业发展计划,配合实施"老年人保健福利十年战略"的实施。日本的老年保健事业对不同老年人有着不同的对策。

(1)健康老年人 ①建立"生气勃勃"推进中心:以促进老年人"自立、参与、自护、自我充实、尊严"为原则,为老年人提供各种信息和咨询,如法律、退休金、医疗、心理社会等方面的问题;②建立"银色人才"中心,为老年人再就业提供机会;③提供专用"银色交通工具",鼓励老年人的社会参与等。

(2)独居、虚弱老年人 ①建立完善的急救情报系统。②建立市镇村老年人福利推进事业中心,以确保老年人的安全、解除老年人孤独、帮助老年人的日常生活、促进老年人健康为服务内容。

(3)长期卧床老年人 ①设置老年人服务总站:提供老年人的保健、医疗、福利相联合的综合性服务,做出适合每个老年人的个体化保健护理计划并实施。②建立家庭护理支持中心:接受并帮助解答来自老年人照顾者的各种咨询和问题;为其提供最适当的保健、医疗、福利等综合信息;代为申请利用公共保健福利服务;负责介绍和指导护理器械的具体使用方法等。③建立老年人家庭服务中心:在中心开展功能康复训练、咨询等各种有意义的活动。④设置访问护理站:在有医嘱的基础上,主要由保健护士或一般护士为老年人提供治疗、护理、疗养上的照料、健康指导等。⑤设置福利器械综合中心:为了促进老年人的自立和社会参与、减轻家庭及照顾者的负担,免费提供或租借日常生活必需用具和福利器械,并负责各种用具使用方法的咨询、指导及训练等。

(4)痴呆老年人 ①设置痴呆老年人日间护理站:对那些白天家庭照顾有困难的痴呆老

年人提供饮食服务、沐浴服务等日间照顾。②建立痴呆老年人小组之家:让痴呆老年人生活在一个大家庭里,由专业人员提供个体化的护理,以延缓痴呆进程,并让老年人有安定的生活。③建立痴呆老年人综合护理联合体系:及早发现并收治、护理痴呆老年人,发现并保护走失的身份不明的痴呆老年人,并与老年人医院、老年人保健机构联合,提供以咨询、诊断、治疗、护理、照顾为一体的服务。

2. 国内老年保健的发展

中国政府对老年工作十分关注,为了加速发展我国的老年医疗保健事业,国家颁布和实施了一系列的法律法规和政策,从我国的基本国情出发,建立有中国特色的老年社会保障制度和社会互助制度,建立以家庭养老为基础、社区服务为依托、社会养老为补充的比较完善的以老年福利、生活照料、医疗保健、体育健身、文化教育和法律服务为主要内容的老年服务体系和老年保健模式。1982 年,中国政府批准成立了中国老龄问题全国委员会。1996 年 10 月颁布实施了《中华人民共和国老年人权益保障法》,对老年人的赡养与抚养、社会保障、参与社会发展及法律责任等做出了明确的法律规定。各省、自治区、直辖市制定了维护老年人合法权益的地方性法规。1999 年,为进一步加强全国老龄工作的领导,成立了全国老龄工作委员会。地方各级政府也相应成立了老龄工作委员会。与此同时,建立了老龄协会及老年学研究、老年大学、老年体育、老年书画、老年法律、老年科技、老年保健等非政府群众组织。在农村,70%的村民委员会建立了村老年人协会。目前已形成了具有中国特色的政府与非政府老龄工作组织网络。2000 年 8 月,中国政府制定了《关于加强老龄工作的决定》,确定了 21 世纪初老龄工作和老龄事业发展的指导思想、基本原则、目标任务,切实保障了老年人的合法权益,完善了社会保障制度,逐步建立了国家、社会、家庭和个人相结合的养老保障机制。城镇要建立基本养老保险、基本医疗保险、商业保险、社会救济、社会福利和社会服务为主要内容的养老保健体系。农村要坚持以家庭养老为主,进一步完善社会救济,不断完善农村合作医疗制度,积极探索多种医疗保障制度,解决农民养老问题,建立和完善农村社会养老保险是改革发展稳定大局的需要。先后又制定了《中国老龄工作发展纲要》(1994—2000 年)和《中国老龄事业发展"十五"计划纲要》(2001—2005 年),把老龄事业纳入了国民经济和社会发展计划。

(1) 老年医疗保健纳入三级医疗预防保健网的工作任务之中 城市、农村的三级医疗预防保健网都把老年医疗保健纳入工作任务之中;省、市二、三级医院对社区老年医疗保健工作进行技术指导;有条件的医院创建老年病科(房)、老年门诊和老年家庭病床。

(2) 医疗单位与社会保健、福利机构协作 医务人员走出医院,到社会保健、福利机构中指导,进行老年常见病、慢性病、多发病的研究和防治病工作,并开展老年人健康教育及健康体检。

(3) 开展老年人社区、家庭医疗护理服务 各级医院开展了方便老年人的医疗护理、家庭护理和社区康复工作。

(4) 建立院外保健福利机构,开展服务项目 有些城市开办了老年日间医院等,为社会、为家庭排忧解难。目前老年保健机构有敬老院、养老院、社会福利院、老年公寓、托老所(包括日托、全托和临时托三种形式)。

(5) 大力开展老年健康教育 根据老年人的不同特点,广泛开展以老年自我保健、疾病防治知识为主的老年健康教育,使广大老年人掌握基本的保健知识和方法。

(6) 举办各种文娱活动 鼓励老年人参加各种形式的文化娱乐、体育等健身活动,以增强体质,减少疾病,延缓衰老。

（7）加强老年医疗保健的科学研究　经国家卫生部（现更名为国家卫生和计划生育委员会）和民政部批准，于1994年成立了中国老年保健医学研究会，它是从事老年保健医学研究工作者、临床医务工作者和老年保健管理工作者的学术性、专业性、自愿相结合、非营利性的全国性社会团体。为广泛开展老年医学的研究，全国已建立不同规模的老年医学研究所（室）40多个，开展了一些有价值的调查研究。

（8）加强对老年医学保健人才的培训　医学院校开设老年医学和老年护理等专业课程，培养专门从事老年医疗和护理工作的人才。

三、老年保健的基本原则、任务和策略

1. 老年保健的基本原则

老年保健的原则是开展老年保健工作的行动准则，为今后的老年保健工作提供指导。

1）全面性原则

老年人健康包括身体、心理和社会三方面的健康，故老年保健也应该是多维度、多层次的。全面性原则包括：①老年人的躯体、心理及社会适应能力和生活质量等方面的问题。②疾病和功能障碍的治疗、预防、康复及健康促进。因此，建立一个统一的、全面的老年保健计划是非常有益的。许多国家已经把保健服务和计划纳入不同的保健组织机构，例如身体的、心理的和环境的组织机构中，为了使这些机构能与各种社会服务一起更好地适应老年人具体的健康需求，需要寻找一个更为统一协调的办法。近20年来各发达国家更加重视以支持家庭护理为特色的家庭保健计划，这一计划中的医护人员或其他服务人员可以为居家的老年人提供从医疗咨询、诊疗服务、功能锻炼、心理咨询一直到社会服务的一系列支持性服务，受到老年人的欢迎。

2）区域化原则

为了使老年人能方便、快捷地获得保健服务，服务提供者能更有效地组织保健服务，提供以一定区域为单位的保健，也就是以社区为基础提供的老年保健。社区老年保健的工作重点是针对老年人独特的需要，确保在要求的时间、地点，为真正需要服务的老年人提供社会援助。因此，受过专门训练的人员是非常重要的。疾病的早预防、早发现和早治疗，营养、意外事故、安全和环境问题及精神障碍的识别，全部有赖于医生、护士、社会工作者、健康教育工作者、保健计划设计者所受到的老年学和老年医学方面的训练。另外，还需要有老年病学和精神病学专家在制订必要的老年人保健计划和服务方面给予全面指导。

3）费用分担原则

由于日益增长的老年保健需求和紧缺的财政支持，老年保健的费用应采取多渠道筹集社会保障基金的办法，即政府承担一部分、保险公司的保险金补偿一部分、老年人自付一部分。这种"风险共担"的原则越来越为大多数人所接受。

4）功能分化原则

老年保健的功能分化是随着老年保健的需求增加，在对老年保健的多层次性有充分认识的基础上，对老年保健的各个层面有足够的重视，在老年保健的计划、组织和实施及评价方面有所体现。例如，由于老年人的疾病有其特征和特殊的发展规律，老年护理院和老年医院的建立就成了功能的最初分化；再如老年人可能会存在特殊的生理、心理和社会问题，因此，不仅要有从事老年医学研究的医护人员，还应当有精神病学家、心理学家和社会工作者参与老年保健，在老年保健的人力配备上也显示明确的功能分化。

5）联合国老年政策原则

（1）独立性原则　①老年人应当借助收入、家庭和社区支持及自我储备去获得足够的食物、住宅及庇护场所；②老年人应当有机会继续参加工作或其他有收入的事业；③老年人应当能够参与决定何时及采取何种方式从劳动力队伍中退休；④老年人应当有机会获得适宜的教育和培训；⑤老年人应当能够生活在安全和适合于个人爱好、与能力变化相适应以及丰富多彩的环境中；⑥老年人应当能够尽可能长地生活在家中。

（2）参与性原则　①老年人应当保持融入社会，积极参与制定和实施与其健康直接相关的政策，并与年轻人分享他们的知识和技能；②老年人应当能够寻找和创造为社区服务的机会，在适合他们兴趣和能力的位置上做志愿者服务；③老年人应当能够形成自己的协会或组织。

（3）保健与照顾原则　①老年人应当得到与其社会文化背景相适应的家庭和社区照顾保护；②老年人应当能够获得卫生保健护理服务，以维持或重新获得最佳的生理、心理与情绪健康水平，预防或推迟疾病的发生；③老年人应当能够获得社会和法律的服务，以加强其自治性、保障和照顾；④老年人应当能够利用适宜的服务机构，在一个有人情味和安全的环境中获得政府提供的保障、康复、心理和社会性服务及精神支持；⑤老年人在其所归属的任何一种庇护场所、保健和治疗机构中都能享受人权和基本自由，包括充分尊重他们的尊严、信仰、利益、需求、隐私，以及对其自身保健和生活质量的决定权。

（4）自我实现或自我成就原则　①老年人应当能够追求充分发展他们潜力的机会；②老年人应当能够享受社会中的教育、文化、精神和娱乐资源。

（5）尊严性原则　①老年人应当能够生活在尊严和安全中，避免受到剥削和身心虐待；②老年人无论处于任何年龄、性别、种族背景、能力丧失或其他状态，都应当能够被公正对待，并应独立评价他们对社会的贡献。

2. 老年保健的任务

开展老年保健工作的目的，就是要运用老年医学知识开展老年病的防治工作，加强老年病的监测，控制慢性病和伤残的发生。开展老年人群健康教育，指导老年人的日常生活和健身锻炼，提高健康意识和自我保健能力，延长老年人的健康期望寿命。提高老年人的生活质量，为老年人提供满意的医疗保健服务。因此，需要依赖一个完善的医疗保健服务体系，即需要在老年人医院或老年病房、中间机构、社区及临终关怀机构内，充分利用社会资源，做好老年保健工作。

（1）老年人医院或老年病房的保健护理　医院内医护人员应掌握老年病人的临床特征，运用老年医学和护理知识配合医生有针对性地做好住院老年病人的治疗、护理工作和健康教育工作。

（2）中间服务机构中的保健护理　介于医院和社区家庭的中间老年服务保健机构，如老年人护理院、老年人疗养院、日间老年护理站、养（敬）老院、老年公寓等。中间老年服务机构的老年保健护理，可以增进老年人对所面临健康问题的了解和调节能力，指导老年人每日按时服药、康复训练，帮助老年人满足生活需要。

（3）社区家庭中的医疗保健护理　社区家庭医疗保健服务是老年保健的重要内容工作之一，是方便老年人的医疗服务主要形式，可以降低社会对医疗的负担，有利于满足老年人不脱离社区、家庭环境的心理需求，并能解决老年人基本的医疗、护理、健康保健、康复服务等需求。

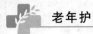

3. 老年保健的策略与措施

由于文化背景和各国社会经济条件的差异,不同国家老年保健制度和体系也不尽相同。我国在现有的经济和法律基础上,建立符合我国国情的老年保健制度和体系是老年保健事业的关键,也关系到我国经济发展和社会稳定,需要引起高度重视。在物质、精神方面进行准备并采取切实可行的对策,将总体部署和具体措施紧密结合。

1) 老年保健策略

总体战略部署:贯彻全国老龄工作会议精神,构建更加完善的多渠道、多层次、全方位的,即包括政府、社区、家庭和个人共同参与的老年保障体系,进一步形成老年人口寿命延长、生活质量提高、代际关系和谐、社会保障有力的健康老龄化社会的老年服务保健网络。根据老年保健目标,针对老年人的特点和权益,可将我国的老年保健策略归纳为六个“有所”,即“老有所医”“老有所养”“老有所乐”“老有所学”“老有所为”和“老有所教”。

(1) 老有所医——老年人的医疗保健 大多数老年人的健康状况随着年龄的增长而下降,健康问题和疾病逐渐增多。可以说“老有所医”关系到老年人的生活质量。要改善老年人口的医疗状况,就必须首先解决好医疗保障问题。只有深化医疗保健制度的改革,逐步实现社会化的医疗保险,运用立法的手段和国家、集体、个人合理分担的原则,将大多数的公民纳入这一体系当中,才能改变目前支付医疗费用的被动局面,真正实现“老有所医”。

(2) 老有所养——老年人的生活保障 家庭养老仍然是我国老年人养老的主要方式,但是由于家庭养老功能的逐渐弱化,养老必然由家庭转向社会,特别是社会福利保健机构。建立完善社区老年服务设施和机构,增加养老资金的投入,确保老年人的基本生活和服务保障,将成为老年人安度幸福晚年的重要保障。

(3) 老有所乐——老年人的文化生活 老年人在离开劳动生产岗位之前,奉献了自己的一生,因此有权继续享受生活的乐趣。国家、集体和社区都有责任为老年人的“所乐”提供条件,积极引导老年人正确和科学地参与社会文化活动,提高身心健康水平和文化修养。“老有所乐”的内容十分广泛,如社区内可建立老年活动站,开展琴棋书画、阅读欣赏、体育文娱活动、饲养鱼虫花草、组织观光旅游、参与社会活动等。

(4) 老有所学和老有所为——老年人的发展与成就 老年人虽然在体力和精力上不如青年人和中年人,但老年人在人生岁月中积累了丰富的经验和广博的知识,是社会的宝贵财富。因此,老年人仍然存在着一个继续发展的问题。“老有所学”和“老有所为”是两个彼此相关的不同问题,随着社会的发展,老年人的健康水平逐步提高,这两个问题也就越加显得重要。

①老有所学:自1983年第一所老年大学创立以来,老年大学为老年人提供了一个再学习的机会,也为老年人的社会交往创造了有利的条件。老年学员通过一段时间的学习,精神面貌发生了很大改观,生活变得充实而活跃,身体健康状况也有明显改善,因此,受到老年人的欢迎。老年人可根据自己的兴趣爱好,选择学习内容,如医疗保健、少儿教育、绘画、烹调、缝纫等,这些知识又给老有所为创造了一定的条件或有助于潜能的发挥。

②老有所为:可分为两类。a.直接参与社会发展,将自己的知识和经验直接用于社会活动中,如从事各种技术咨询服务、医疗保健服务、人才培养等。b.间接参与社会发展,如献计献策、社会公益活动、编史或写回忆录、参加家务劳动支持子女工作等。在人口老化日益加剧的今天,不少国家开始出现了劳动力缺乏的问题,老有所为将在一定程度上缓和这种矛盾;同时,老有所为也为老年人增加了个人收入,对提高老年人在社会和家庭中的地位及进一步改善自身生活质量起到了积极的作用。

（5）老有所教——老年人的教育及精神生活　一般来说,老年群体是相对脆弱的群体,经济脆弱、身体脆弱、心理脆弱。由于经济上分配不公、政治上忽视老年人、情感上淡漠老年人、观念上歧视老年人等都可能造成老年人的心理不平衡,从而不利于代际关系的协调,不利于社会的发展,甚至会造成社会的不安定因素。国内外研究表明:科学的、良好的教育和精神文化生活是老年人生活质量和健康状况良好的前提和根本保证。因此,社会有责任对老年人进行科学的教育,充分利用先进文化武装人、教育人、塑造人、鼓舞人。建立健康的、丰富的、高品位的精神文化生活将会成为21世纪老年人的主要追求。

2）老年保健措施

自我保健(self-health care)是指人们为保护自身健康所采取的一系列综合性的保健措施。老年自我保健(self-health care in elderly)是指健康或罹患某些疾病的老年人,利用自己所掌握的医学知识和科学的养生保健方法,简单易行的康复治疗手段,依靠自己和家庭或周围的力量对身体进行自我观察、诊断、预防、治疗和护理等活动,通过不断地调适和恢复生理和心理的平衡,逐步养成良好的生活习惯,建立起一套适合自身健康状况的养身方法,达到增进健康,防病治病,提高生活质量,推迟衰老和延年益寿的目标。自我保健活动应包括两部分:一是个体不断地获得自我保健知识,并形成某种机体内在的自我保健机制,是人们自我防卫的本能之一;二是利用学习和掌握的保健知识,根据自己的健康保健需求自觉地、主动地进行自我保健活动。

（1）自我保健的具体措施

①自我观察:是通过"看""听""嗅""摸"等方法观察自身的健康状况,及时发现异常或危险信号,做到能够早期发现和及时治疗疾病。自我观察内容包括:观察与生命活动有关的重要生理指标;观察疼痛的部位和特征;观察身体结构和功能的变化等。通过自我观察,掌握自身的健康状况,及时寻求医疗保健服务。

②自我预防:建立健康的生活模式,养成良好的生活、饮食、卫生习惯,调整和保持最佳的心理状态,坚持适度运动,锻炼身体是预防疾病的重要措施。

③自我治疗:是指对轻微损伤和慢性疾病病人的自我治疗,包括吸氧,如患有心肺疾病的老年人可在家中用氧气袋、小氧气瓶等吸氧。糖尿病病人自己进行皮下注射胰岛素,常见慢性疾病病人自我服药等。

④自我护理:增强生活自理能力,运用家庭护理知识进行自我照料、自我调节、自我参与及自我保护等护理。

（2）在自我保健中应注意的问题

①老年人要根据自我保健的目的、身体情况来选用适当的自我保健方法。常用的自我保健方法有:精神心理卫生保健、膳食营养保健、运动保健、生活调理保健、传统医学保健、物理疗法保健、药物疗法保健等。

②自我保健中应采用非药物疗法和药物疗法相结合,以非药物疗法为主,如急性传染病、慢性病的发病期或感染性疾病等,应以药物疗法为主,而老年人的一些慢性病以非药物疗法(如生活调理、营养、运动、物理、心理治疗等)为主,效果不明显时再采用药物疗法进行治疗。

③体弱多病的老年人,在自我保健时常需采用上述的综合性保健措施,但要分清主次,合理调配,起到协同作用,提高自我保健效果。

④使用药物自我保健法时应慎重,应根据自身的健康状况、个体的耐受性及肝肾功能情况合理使用,以非处方药为主,如需治疗用药,应根据医嘱用药,并注意掌握适应证、禁忌证、剂

量、用法和疗程,以免产生不良反应。

(汪玉娇 邹继华)

 直通护考

A₁型题

1. 老年保健起源于(   )。

A. 英国   B. 中国   C. 美国   D. 日本   E. 德国

2. 以社区为基础提供老年保健服务是下列哪项老年保健原则的含义?(   )

A. 区域化原则   B. 费用分担原则   C. 功能分化原则

D. 联合国老年政策原则   E. 全面性原则

3. 有关老年保健的重点人群的描述下列哪项错误?(   )

A. 80岁以上的老年人   B. 独居老年人   C. 意外伤害的老年人

D. 精神障碍的老年人   E. 新近出院的老年人

4. 老年保健的目标不包括(   )。

A. 延长老年人的寿命   B. 提高老年人生命质量   C. 实现健康老龄化

D. 延长健康期望寿命   E. 延长老年期独立生活自理的年限

5. 自我保健内容不包括(   )。

A. 自我预防   B. 自我护理

C. 高血压急症的自我治疗   D. 自我观察

E. 定期健康检查

6. 李大妈,72岁,经常召集老年朋友参加书画等文体活动,这主要体现了老年保健中的(   )。

A. 老有所学   B. 老有所乐   C. 老有所教   D. 老有所医   E. 老有所为

项目四 老年人的健康评估

学 习 目 标

1. 掌握老年人健康评估的原则、方法。
2. 熟悉老年人健康评估的内容、注意事项。
3. 了解老年人健康评估的意义和实施过程。
4. 培养学生在工作中认真负责、同情和关爱的态度。

案 例 导 入

孙爷爷,70 岁,便秘、黏液脓血便 3 天,听朋友说以前谁有此类症状,是直肠癌故去了。孙爷爷惶恐地跑到医院检查,医生为他做了直肠镜检,并做了病理切片检查,结果是一般的肠息肉,并成功地进行了手术。但他怀疑自己患的是直肠癌,虽然家人和医生多方解释,都消除不了他的疑虑。孙爷爷又换了多家医院检查,结果一样,但他仍疑心重重,偶尔出现一次便秘肛裂出血,便联想到直肠癌,忧虑伤心。

请思考:怎样对孙爷爷进行健康评估?

老年人的健康评估与成年人基本相同,但由于老年人的生理功能的衰退,导致听力或视觉减退及认知功能的改变,引起老年人接收信息和沟通的能力均有所下降,在认知能力上也存在不同程度的改变。老年人的感知觉能力下降,因此护理人员评估老年人的健康资料时,必须要在系统地、有计划地收集评估老年人的健康资料的同时,特别注意正确应用语言性和非语言性的沟通技巧,通过观察、询问以及体格检查,充分认识到老年人的特殊性,多角度地获得正确的评估资料,准确判断老年人的健康及功能状态。对老年人的健康问题以及护理需求做出正确的判断,为制订护理措施提供依据。

一、概述

老年人的病史采集和健康评估过程同成年人,但是,由于老年人具有机体老化和患各种慢性疾病比例较高等特点,在评估的过程中,护理人员应该遵循以老年人为中心的原则,运用相关的评估技巧,全面、客观地收集老年人的健康资料。

(一)老年人健康评估的原则

为老年人进行健康评估时,护理人员应遵循以下原则。

1. 重视老年人身心变化的特点

护理人员必须首先了解老年人生理和病理性改变的特点。前者是指随着年龄的增长,机体必然发生的分子、细胞、器官和全身的各种退行性改变,这些变化是正常的,属于生理性的改变;后者是指由于生物的、物理的或化学的因素所导致的老年性疾病引起的变化,这些变化是异常的,属于病理性的改变。在多数老年人身上,这两种变化过程往往可能同时存在,相互影响,有时难以严格区分,这就需要护理人员认真实施健康评估,确定与年龄相关的正常改变,区分正常老化和现存/潜在的健康问题,采取适宜的措施予以干预。老年人心理变化有以下特点:身心变化不同步,心理发展具有潜能和可塑性,个体差异性大;在智力方面,由于反应速度减慢,在限定的时间内学习新知识、接受新事物的能力比不上年轻人;在记忆方面,记忆能力变慢、下降,以有意识记忆为主、无意识记忆为辅;在思维方面,个体差异性较大;在特性或个性方面,会出现孤独、任性、把握不住现状而产生怀旧、焦虑、烦躁;老年人的情感与意志变化相对稳定。

2. 明确老年人与其他人群实验结果的差异

老年人实验室检查结果的异常有三种可能:①由于疾病引起的异常改变;②正常的老年期变化;③老年人服用的某些药物的影响。目前关于老年人实验室检查结果标准值的资料很少。老年人检查标准值(参考值)可通过年龄校正可信区间或参照范围的方法确定,但对每个临床病例都应个别看待。护理人员应通过长期观察和反复检查,正确解读老年人的实验室检查数据,结合病情变化,确认实验室检查值的异常是生理性老化还是病理性改变所致,避免延误诊断和治疗。

1) 常规检查

(1) 血常规 血常规检查值异常在老年人中十分常见,一般以红细胞$<3.5\times10^{12}$/L,血红蛋白<110 g/L,红细胞比积<0.35,作为老年人贫血的标准,但贫血并非老年期生理变化,因而需要进行全面系统的评估和检查。多数学者认为白细胞、血小板计数无增龄性变化。白细胞的参考值为$(3.0\sim8.9)\times10^{9}$/L。在白细胞分类中,T淋巴细胞减少,B淋巴细胞则无增龄性变化。

(2) 尿常规 老年人尿蛋白、尿胆原与成年人之间无明显差异。老年人尿沉渣中的白细胞>20个/HP才有病理意义。老年人中段尿培养污染率高,可靠性较低,老年男性中段尿培养菌落计数$\geq10^{3}$/mL、女性$\geq10^{4}$/mL为判断真性菌尿的界限。

(3) 血沉 在健康老年人中,血沉变化范围很大。一般血沉在$30\sim40$ mm/h之间无病理意义,如血沉超过65 mm/h应考虑感染、肿瘤及结缔组织病。

2) 生化与功能检查

老年人生化与功能检查结果中常见的生理变化见表3-1。

表3-1 老年人实验室检查结果中常见的生理变化

检验内容	成人正常值范围	老年期生理变化
空腹静脉血糖	$3.9\sim6.1$ mmol/L	轻度升高
肌酐清除率	$80\sim100$ mL/min	降低
血尿酸	$120\sim240$ μmol/L	轻度升高
乳酸脱氢酶(LDH)	$50\sim150$ U/L	轻度升高
碱性磷酸酶	$20\sim110$ U/L	轻度升高

续表

检验内容	成人正常值范围	老年期生理变化
总蛋白	60～80 g/L	轻度升高
总胆固醇	2.8～6.0 mmol/L	60～70岁达高峰，随后逐渐降低
低密度脂蛋白	<3.1 mmol/L	60～70岁达高峰，随后逐渐降低
高密度脂蛋白	1.1～1.7 mmol/L	60岁后稍升高，70岁后开始降低
三酰甘油（甘油三酯）	0.23～1.24 mmol/L	轻度升高
甲状腺激素 T_3	1.08～3.08 nmol/L	降低
甲状腺激素 T_4	63.2～157.4 nmol/L	降低
促甲状腺素	(2.21±1.1) mU/L	轻度升高或无变化

3. 重视老年人疾病的非典型性表现

老年人感受性降低，加之常并发多种疾病，因而发病后往往没有典型的症状和体征，称为非典型性临床表现。例如：老年人患肺炎时常无症状，或仅表现出食欲差，全身无力，脱水，或突然意识障碍，而无呼吸系统的症状；阑尾炎导致肠穿孔的老年人，临床表现可能没有明显的发热体征，或仅主诉轻微疼痛。由于这种非典型表现的特点，给老年人疾病的诊治带来了一定的困难，容易出现漏诊、误诊。因此对老年人要重视客观检查，尤其体温、脉搏、血压及意识等重要生命体征的评估极为重要。

（二）老年人健康评估的注意事项

在老年人健康评估的过程中，结合其身心变化的特点，护理人员应注意以下事项。

1. 提供适宜的环境

老年人的感觉功能降低，血流缓慢、代谢率及体温调节功能降低，容易受凉感冒，所以体检时应注意调节室内温度，以22～24 ℃为宜。老年人视力和听力下降，评估时应避免对老年人的直接光线照射，环境尽可能要安静、无干扰，注意保护老年人的隐私。

2. 安排充分的时间

老年人由于感官的退化，反应较慢，行动迟缓，思维能力下降，因此，所需评估时间较长。加之老年人往往患有多种慢性疾病，很容易感到疲劳。护理人员应根据老年人的具体情况，分次进行健康评估，让其有充足的时间回忆过去发生的事件，这样既可以避免老年人疲惫，又能获得详尽的健康史。

3. 选择得当的方法

对老年人进行躯体评估时，应根据评估的要求，选择合适的体位，重点检查易于发生皮损的部位。对有移动障碍的老年人，可取合适的体位。检查口腔和耳部时，要取下义齿和助听器。有些老年人部分触觉功能消失，需要较强的刺激才能引出，在进行感知觉检查，特别是痛觉和温觉检查时，注意不要损伤老年人。

4. 运用沟通的技巧

老年人听觉、视觉功能逐渐衰退，交谈时会产生不同程度的沟通障碍。为了促进沟通，护理人员应尊重老年人，采用关心、体贴的语气提出问题，语速减慢，语音清晰，选用通俗易懂的语言，适时注意停顿和重复。适当运用耐心倾听、触摸、拉近空间距离等技巧，注意观察非语言性信息，增进与老年人的情感交流，以便收集到完整而准确的资料。为认知功能障碍的老年人收集资料时,询问要简洁得体,必要时可由其家属或照顾者协助提供资料。

(三) 老年人健康评估的内容

1947 年,世界卫生组织将健康定义为:健康不仅是指没有疾病和身体缺陷,还要有完整的生理、心理状况和良好的社会适应能力。这一定义揭示了人类健康的本质,指出了健康所涉及的若干方面。因此,护理人员对老年人进行健康评估时,应该全面考虑,不仅要处理已经发生的问题,还要预防潜在问题的发生。老年人健康评估的内容主要包括躯体健康、心理健康、社会功能以及综合反应这三方面功能的生活质量评估。

(四) 老年人健康评估的沟通技巧

老年人因生理上听力和视力的减退,接收信息的能力较差,在进行健康评估和采集病史时,会影响老年人与护理人员之间的交流。因此,应注意应用语言和非语言沟通技巧。

1. 语言沟通

语言沟通包括口头沟通和书信沟通。

1) 口头沟通

口头沟通是老年人抒发情感和维持社会互动的较好途经,为了增进沟通效果,应注意以下几点。

(1) 安排适宜的沟通环境,减少干扰。

(2) 有效控制自我情绪的反应,态度诚恳自然,以适宜的称谓称呼老年人。

(3) 提供充分的时间与耐心,老年人未完全表达时避免作片面或匆促的回复。当老年人表达出不恰当或不正确的信息与意见时,千万不可辩白或当场使他困窘,不要坚持把沟通信息传达清楚方才罢休。

(4) 说话简短得体,多主动倾听并且鼓励老年人畅所欲言。注意说话音调和速度,既要考虑到老年人听力下降、反应较慢等因素,又要避免因提高音量而被误认为生气或躁怒诱发老年人不悦与反感。

(5) 沟通过程中,多运用非语言形式回答老年人,如点头、微笑表示认同或支持。

2) 书信沟通

随着年龄增长,老年人性格会变得比较内向与退缩,加上听力减退、记忆力下降,会影响沟通的效果。结合书写方式沟通较能克服老年人记忆减退,起到提醒的作用,也增加了老年人的安全感和对健康教育的遵从性。使用书写方式时要注意以下几点。

(1) 使用与背景色对比度大的大体字。

(2) 对重要名词,可以使用语言加以辅助说明。

(3) 尽可能使用非专业术语的一般用词。

(4) 可运用简明的图表、图片来解释必要的过程。

(5) 写明治疗护理后注意事项或健康维持行为。

(6) 运用核对标签,如用小卡片列出每日健康流程该做的事,并且贴于常见的地方。

2. 非语言沟通

非语言沟通对于因逐渐认知障碍而越来越无法表达和理解谈话内容的老年人非常重要。要想了解和分享老年人的感觉、需求与思想,就要加强非语言沟通。

(1) 面部表情　面部表情是经常用来表达感受的一种非语言行为。护士可以从老年人的面部表情得到许多信息,如疼痛的老年人会愁眉苦脸,内心害怕的老年人看起来显得畏缩。同样的老年人也可以通过观察护士脸上的表情而与自己的需要与焦虑联系起来。因此,面对老年人时,必须控制有关惊慌、紧张、厌恶及害怕接触的表情,以避免老年人将自己与病情恶化相联系。要多展露微笑,护士的微笑是美的象征,是爱心的体现,对老年人的精神安慰可能胜过良药,在微笑中为老年人营造一种愉悦的、安全的、可信赖的气氛。

(2)触摸 人在伤心、生病时特别需要关爱、温暖的触摸,尤其是老年人更需要触摸。触摸寓意着治疗者对老年人的关爱,而被触摸的老年人可以感受到他自身存在的价值和被照顾的温暖。触摸要轻柔,体现出热情与关爱,但触摸时应尊重老年人的尊严与文化、社会背景,注意观察老年人对触摸的反应。接触不当也可产生消极效应,因此,要审时度势地进行。

(3)倾听 要善于听老年人讲话,在倾听过程中,要注意力集中,保持双方眼睛在同一水平线及眼神的接触,以利于平等的交流与沟通,要使用能表达信息的举动,如点头、微笑等。用心倾听,不仅表达了对老年人的关心,还表达了对话题的兴趣,以鼓励老年人继续说下去。

(4)身体姿势 当言语无法清楚地表达内容时,体态语言可以有效地辅助表达。治疗者在口头表达时,要面对老年人以利于他读唇,加上缓和、明显的肢体动作来辅助加以说明。同样的,如果老年人无法清楚地用口头表达时,可以鼓励他以身体语言表达再给予反馈,有利于双向沟通,如伸手指认他人或自己、挥手再见或问好、模仿吃饭、喝水等动作。

二、老年人躯体健康的评估

护理人员通过对老年人细致的观察和全面而有重点的体格检查,可以更好地了解其身体状况,为进一步形成护理诊断、制订护理计划提供依据。对老年人进行躯体健康评估时,除了生理功能以及疾病本身外,还要对其日常生活能力即自理程度进行评估。

(一)健康史

评估老年人的过去史,手术、外伤史,食物、药物等过敏史,参与日常生活活动和社会活动的能力,目前的健康状况,有无急慢性疾病,疾病发生的时间,主要的症状有无加重,治疗情况及恢复程度,目前疾病的严重程度,对日常生活活动能力和社会活动的影响。

(二)体格检查

一般认为,老年人应1～2年进行一次全面的健康检查。检查时按要求让老年人取坐位或半坐位,常用的方法包括视诊、触诊、叩诊、听诊。

1. 全身状态

(1)生命体征 包括体温、脉搏、呼吸、血压。老年人基础体温较成年人低,70岁以上的病人感染常无发热的表现。如果午后体温比清晨高1℃以上,应视为发热。测脉搏的时间不应少于30 s,注意脉搏的不规则性。高血压和体位性低血压在老年人中较为常见,平卧10 min后测定血压,然后直立后1 min、3 min、5 min各测定血压一次,如直立时任何一次收缩血压比卧位降低≥20 mmHg或舒张压降低≥10 mmHg,称为体位性低血压。评估呼吸时注意呼吸方式与节律、有无呼吸困难。老年人正常呼吸频率为16～25次/分,在其他临床症状和体征出现之前,老年人呼吸>25次/分,可能是下呼吸道感染、充血性心力衰竭或其他病变的信号。

(2)营养状态 评估老年人每日活动量、饮食状况以及有无饮食限制。测量身高、体重,正常人从50岁起身高可缩短,男性平均缩短2.9 cm,女性平均缩短4.9 cm。由于肌肉和脂肪组织的减少,80～90岁的老年人体重明显减轻。

(3)智力、意识状态 意识状态主要反映老年人对周围环境的认识和对自身所处状况的识别能力,有助于判断有无颅内病变及代谢性疾病。通过评估老年人的记忆力和定向力,有助于早期痴呆的诊断。

（4）体位和步态　疾病常可使体位发生改变,如心、肺功能不全的老年病人,可出现强迫坐位。步态的类型对疾病诊断有一定帮助,如慌张步态见于帕金森病,醉酒步态见于小脑病变。

2. 皮肤

评估老年人皮肤的颜色、温度、湿度,皮肤的完整性与特殊感觉,有无癌前、癌病变。卧床不起的老年人全面检查易于发生破损的部位,观察有无压疮发生。老年人的皮肤干燥、皱纹多,缺乏弹性,没有光泽,常伴有皮损。常见的皮损有老年色素斑、老年疣、老年性白斑等,40岁后常可见浅表的毛细血管扩张。

3. 头面部

（1）头发　随着年龄的增长,头发变成灰白色,发丝变细,头发稀疏,并有脱发。

（2）眼睛及视力　老年人眼窝内的脂肪组织减少,眼球凹陷;眼睑下垂;瞳孔直径缩小,反应变慢;泪腺分泌减少,易出现眼干;角膜周围有类脂性浸润,随着年龄的增长角膜上出现白灰色云翳。老年人晶状体柔韧性变差,睫状肌肌力减弱,眼的调节能力逐渐下降,迅速调节远、近视力的功能下降,出现老视眼。老年人因瞳孔缩小、视网膜紫质的再生能力减退,使其区分色彩、暗适应的能力有不同程度的衰退和障碍。异常病变可有白内障,斑点退化,眼压增高或青光眼,血管压迹。

（3）耳　外耳检查可发现老年人的耳廓增大,皮肤干燥,失去弹性,耳垢干燥。老年人的听力随着年龄的增加逐渐减退,对高音量或噪声易产生焦虑,常有耳鸣,特别在安静的环境下明显。检查耳部时应注意取下助听器,可通过询问、控制音量、手表的滴答声以及耳语来检查听力。

（4）鼻腔　鼻腔黏膜萎缩变薄,且变得干燥。

（5）口腔　由于毛细血管血流减少,老年人唇周失去红色,口腔黏膜及牙龈显得苍白;唾液分泌减少,使口腔黏膜干燥;味蕾的退化和唾液的减少使味觉降低。由于长期的损害、外伤、治疗性调整,老年人多有牙列缺失,常有义齿。牙齿颜色发黄、变黑及不透明。评估口腔时,应检查有无出血或肿胀的齿龈、松动和断裂的牙齿、经久不愈的黏膜白斑和癌的体征。

4. 颈部

颈部结构与成年人相似,无明显改变。注意老年人颈部强直的体征,不仅见于脑膜受刺激,而且更常见于痴呆、脑血管病、颈椎病、颈部肌肉损伤和帕金森病病人。

5. 胸部

（1）乳房　随着年龄的增长,女性乳房变长和平坦,乳腺组织减少。如发现肿块,要高度疑为癌症。男性如有乳房发育,常常由于体内激素改变或是药物的副作用引起。

（2）胸、肺部　视诊、听诊及叩诊过程同成年人体检。老年人尤其是患有慢性支气管炎者,常呈桶状胸改变。由于生理性死腔增多,肺部叩诊常示过清音。胸部检查发现与老化相关的体征有:胸腔前后径增大,胸廓横径缩小,胸腔扩张受限,呼吸音强度减轻。

（3）心前区　老年人因驼背或脊柱侧弯引起心脏下移,可使心尖搏动出现在锁骨中线旁。胸廓坚硬,使得心尖搏动幅度减小。听诊第一及第二心音减弱,心室顺应性降低可闻及第四心音。静息时心率变慢。主动脉瓣、二尖瓣的钙化、纤维化,脂质堆积,导致瓣膜僵硬和关闭不全,听诊时可闻及异常的缩张期杂音,并可传播到颈动脉。

6. 腹部

老年肥胖常常会掩盖一些腹部体征;消瘦者因腹壁变薄松弛,腹膜炎时也不易产生腹壁紧张,而肠梗阻时则很快出现腹部膨胀。由于肺扩张,膈肌下降致肋缘下可触及肝脏。随着年龄的增长,膀胱容量减少,很难触诊到膨胀的膀胱。听诊可闻及肠鸣音减少。

7. 泌尿生殖器

老年女性由于雌激素缺乏使外阴发生变化:阴毛稀疏,呈灰色;阴唇皱褶增多,阴蒂变小;由于纤维化,阴道变窄,阴道壁干燥苍白,皱褶不明显。子宫颈变小,子宫及卵巢缩小。男性外阴改变与激素水平降低相关,表现为阴毛变稀及变灰,阴茎、睾丸变小,双阴囊变得无皱褶和晃动。随着年龄增长老年男性前列腺逐渐发生组织增生,增生的组织引起排尿阻力增大,导致下尿道梗阻,出现排尿困难。

8. 脊柱与四肢

老年人肌张力下降,腰脊变平,导致颈部、脊柱和头部前倾。椎间盘退行性改变使脊柱后凸。由于关节炎及类似的损害,致使部分关节活动范围受限。评估四肢时,应检查各关节及其活动范围、水肿及动脉搏动情况,注意有无疼痛、畸形、运动障碍。下肢皮肤溃疡、足冷痛、坏疽以及脚趾循环不良等,常提示下肢动脉供血不足。

9. 神经系统

随着年龄的增长,神经的传导速度变慢,对刺激反应的时间延长。老年人精神活动能力下降,如记忆力减退、易疲劳、注意力不易集中,反应变慢,动作不协调,生理睡眠缩短。

（三）功能状态的评估

老年人的自理功能状态常与健康水平改变有关,并在很大程度上影响着老年人的生活质量。护理人员定期对老年人的功能状态进行客观的评估,是良好的老年护理的开始,对维持和促进老年人的自立性有重要的指导作用。

1. 功能状态评估的内容

老年人的功能状态受年龄、视力、躯体疾病、运动功能、情绪等因素的影响。因此,对老年人的评估要全面结合机体健康、心理健康及社会健康状态进行评估,慎重考虑。功能状态的评估包括日常生活能力、功能性日常生活能力、高级日常生活能力三个层次。

（1）日常生活能力（activities of daily living, ADL）老年人最基本的自理能力,是老年人自我照顾、从事每天必需的日常生活的能力。如衣（穿脱衣、鞋、帽,修饰打扮）、食（进餐、进饮）、行（行走、变换体位、上下楼）、个人卫生（洗漱、沐浴、如厕、控制大小便）,这一层次的功能受限将影响老年人基本生活需要的满足。ADL不仅是评估老年人功能状态的指标,也是评估老年人是否需要补偿服务或评估老年人死亡率的指标。

（2）功能性日常生活能力（instrumental activities of daily living, IADL）老年人在家中或寓所内进行自我护理活动的能力,包括购物、家庭清洁和整理、使用电话、付账单、做饭、洗衣、旅游等,这一层次的功能提示老年人是否能独立生活并具备良好的日常生活功能。

（3）高级日常生活能力（advanced activities of daily living, AADL）反映老年人的智能能动性和社会角色功能,包括主动参加社交、娱乐活动、职业等。随着老年期生理变化或疾病的困扰,这种能力可能会逐渐丧失。例如,股骨颈骨折使一位经常参加各种社交和娱乐活动的老年人失去了参与这些活动的能力,这将使这位老年人的整体健康受到明显影响。高级日常生活能力的缺失,要比基本日常生活能力和功能性日常生活能力的缺失出现得早,一旦出现,就预示着更严重的功能下降。一旦发现老年人有高级日常生活能力的下降,就需要做进一步

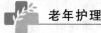

的功能性评估,包括日常生活能力和功能性日常生活能力的评估。

2. 常用的评估工具

在医院、社区、康复中心等开展老年人护理时,有多种标准化评估量表可供使用(表 3-2)。使用最广泛的工具包括 Katz 日常生活能力(ADL)量表和 Lawton 功能性日常生活能力(IADL)量表。

表 3-2　评估日常生活能力量表

量　表	功　能
(1)Katz ADL 量表	基本自理能力
(2)Barthel 量表	自理能力和行走能力
(3)Kenny 自护量表	自理能力和行走能力
(4)IADL 量表	烹饪、购物、家务等复杂活动
(5)Lawton IADL 量表	IADL 能力

1) Katz 日常生活能力量表

Katz 等人设计制定的语义评定量表,可用于测量和评价慢性疾病的严重程度及治疗效果,也可用于预测某些疾病的发展。

(1)量表的结构和内容　此量表将 ADL 功能分为 6 个方面,即进食、更衣、沐浴、移动、如厕和控制大小便,以决定各项功能完成的独立程度。

(2)评定方法　通过与被测者、护理人员交谈或被测者自填问卷,确定各项评分,计算总分值。

(3)结果解释　总分值的范围是 0~12,分值越高,提示被测者的日常生活能力越强。

2) Lawton 功能性日常生活能力量表

美国的 Lawton 等人制定了 Lawton 功能性日常生活能力量表。

(1)量表的结构和内容　此量表将 IADL 功能分为 7 个方面,主要用于评定被测者的功能性日常生活能力。

(2)评定方法　通过与被测者、家属或护理人员等知情人的交谈或被测者自填问卷,确定各项评分,计算总分值。

(3)结果解释　总分值的范围是 0~14,分值越高提示被测者功能性日常生活能力越强。

三、老年人心理健康的评估

进入老年期,在面对和适应各种压力事件的过程中,老年人常有一些特殊的心理活动,出现一些老年人的个性心理特征,影响因素较多,老年人的心理健康直接影响其躯体健康和社会功能状态,及时、正确评估老年人存在的心理问题,是实现健康老龄化不可缺少的维度之一。其主要方法包括访谈、观察、测验等,主要内容如下。

(一)认知的评估

认知反映了个体的思维能力,是人们认识、理解、判断、推理事物的过程,并通过个体的行为和语言表达出来。认知机能对老年人是否能独立生活及生活质量起着重要作用。常用的评定老年人认知状态的量表有简易智力状态检查量表、简短操作智力状态问卷。

（二）焦虑的评估

焦虑是个体感受到威胁时的一种不愉快的情绪状况,表现为紧张、烦躁、不安等。老年人因退休、丧偶、患病等而对自己未来的生活担忧。常用评估焦虑的量表有汉密尔顿焦虑量表和焦虑状态特质问卷。

（三）抑郁的评估

抑郁是个体失去某种他所重视或追求的东西时产生的情绪体验。抑郁的显著特点是心境低落,表现为失眠、悲哀、自责。老年人常因退休、患病、子女长大后离家等出现情绪低落、失眠等。常用的抑郁评估量表有汉密尔顿抑郁量表和抑郁自评量表。

四、老年人社会健康的评估

要全面认识和衡量老年人的健康水平,除生理、心理功能外,还应评估其社会状况。社会健康评估应对老年人的社会健康状况和社会功能进行评定,具体包括角色功能、所处环境、文化背景、家庭状况等方面。

（一）角色功能的评估

对老年人角色功能的评估,其目的是明确被评估者对角色的感知、对承担的角色是否满意,有无角色适应不良,以便及时采取干预措施,避免角色功能障碍给老年人带来的生理和心理两方面的不良影响。

1.角色的内涵

（1）角色（role）　又称社会角色。这一词源于戏剧舞台上的用语。后来被社会心理学家借用来表示对具有某种特定社会职位的个体所规定的标准和期望。角色是社会对个体或群体在特定场合下职能的划分,代表了个体或群体在社会中的地位以及社会期望表现出的符合其地位的行为。角色不能单独存在,需要存在于与他人的相互关系中。老年人一生中经历了多重角色的转变,从婴儿到青年、中年直至老年,从学生到踏上工作岗位直至退休,从儿子/女儿到父母亲直至祖父母等,适应对其角色功能起着相当重要的作用。

（2）角色功能　指从事正常角色活动的能力,包括正式的工作、社会活动、家务活动等,老年人由于老化及某些功能的退化而使这种能力下降。个体对老年人角色的适应与性别、个性、文化背景、家庭背景、社会地位、经济状况等因素有关。

2.角色功能的评估

老年人角色功能的评估,可以通过交谈、观察两种方法收集资料。评估的内容如下。

1）角色的承担

（1）一般角色　了解老年人过去的职业、离退休年份和现在有无工作,有助于防范由于退休所带来的不良影响,也可以确定目前的角色是否适应。评估角色的承担情况,可询问:最近一周内做了什么事？哪些事占去了大部分时间？对他而言什么事情是重要的？什么事情很困难？

（2）家庭角色　老年人离开工作岗位后,家庭成了主要的生活场所,并且大部分家庭有了第三代,老年人由父母的地位上升到祖父母的位置,增加了老年人的家庭角色,常常担当起照料第三代的任务;老年期又是丧偶的主要阶段,若老伴去世,则要失去一些角色。另外,对性生活的评估,可以了解老年人的夫妻角色功能,有助于判断老年人社会角色及家庭角色型态。评估时要求护士持非评判、尊重事实的态度,询问老年人过去以及现在的情况。

（3）社会角色 社会关系型态的评估,可提供有关自我概念和社会支持资源的信息。收集老年人每日活动的资料,对其社会关系型态进行评价,如果被评估者对每日活动不能明确表述,提示社会角色的缺失或是不能融合到社会活动中去。不明确的反应,也可提示是否有认知或其他精神障碍。

2）角色的认知

让老年人描述对自己角色的感知和别人对其所承担的角色的期望,老年后对自己生活方式、人际关系方面的影响,同时还应询问别人对他的角色期望是否认同。

3）角色的适应

让老年人描述对自己承担的角色是否满意以及与自己的角色期望是否相符,观察有无角色适应不良的身心行为反应,如头痛、头晕、疲乏、睡眠障碍、焦虑、抑郁、忽略自己和疾病等。

（二）环境评估

老年人的健康与其生存的环境存在着联系,如果环境因素的变化超过了老年人体的调节范围和适应能力,就会引起疾病。通过对环境进行评估,可以更好地去除妨碍生活行为的因素,创造发挥补偿机体缺损的功能的有利因素,促进老年人生活质量的提高。

1. 物理环境

物理环境是指一切存在于机体外环境的物理因素的总和。由于人口老龄化的出现、"空巢"家庭的日益增多,大量老年人面临着独立居住生活的问题。居住环境是老年人的生活场所,是学习、社交、娱乐、休息的地方,评估时应了解其生活环境/社区中的特殊资源及其对目前生活环境/社区的特殊要求,其中居家安全环境因素是评估的重点（表3-3）,通过家访可以获得这方面的资料。

表 3-3 老年人居家安全环境评估要素

部 位	评 估 要 素
一般居室	
·光线	光线是否充足?
·温度	是否适宜?
·地面	是否平整、干燥、无障碍物?
·地毯	是否平整、不滑动?
·家具	放置是否稳固、固定有序,有无阻碍通道?
·床	高度是否在老年人膝盖下、与其小腿长基本相等?
·电线	安置如何,是否远离火源、热源?
·取暖设备	设置是否妥善?
·电话	紧急电话号码是否放在易见、易取的地方?
厨房	
·地板	有无防滑措施?
·燃气	"开""关"的按钮标志是否醒目?
浴室	
·浴室门	门锁是否内外均可打开?
·地板	有无防滑措施?

续表

部　位	评　估　要　素
·便器	高低是否合适,有无设扶手?
·浴盆	高度是否合适? 盆底是否垫防滑胶毡?
楼梯	
·光线	光线是否充足?
·台阶	是否平整无破损,高度是否合适,台阶之间色彩差异是否明显?
·扶手	有无扶手?

2. 社会环境

社会环境包括经济、文化、教育、法律、制度、生活方式、社会关系、社会支持等诸多方面。这些因素与人的健康有密切关系。

（1）经济　在社会环境因素中,对老年人的健康以及病人角色适应影响最大的是经济。这是由于老年人因退休、固定收入减少、给予经济支持的配偶去世所带来的经济困难,可导致失去家庭、社会地位或生活的独立性。护理人员可通过询问以下问题了解经济状况：①您的经济来源有哪些? 单位工资福利如何? 对收入低的老年人,要询问这些收入是否足够支付食品、生活用品和部分医疗费用? ②家庭有无经济困难? 是否有失业、待业人员? ③医疗费用的支付形式是什么?

（2）生活方式　通过交谈或直接观察,评估饮食、睡眠、活动、娱乐等方面的习惯以及有无吸烟、酗酒等不良嗜好。若有不良生活方式,应进一步了解对老年人带来的影响。

（3）社会关系与社会支持　评估老年人是否有支持性的社会关系网络,如家庭关系是否稳定、家庭成员是否相互尊重,与邻里、老同事的关系,家庭成员向老年人提供帮助的能力以及对老年人的态度,提供给老年人的护理人员和支持性服务。

（三）文化与家庭的评估

文化和家庭因素可以直接影响老年人的身心健康和健康保健。价值观、信念和信仰、习俗是文化的核心要素,与健康密切相关,决定着人们对健康、疾病、老化和死亡的看法及信念,是文化评估的主要内容。老年人文化的评估同成年人。应该注意的是,老年住院病人容易发生文化休克,应结合观察进行询问；如果老年人独居,应详细询问是否有亲近的朋友、亲属。家庭评估包括家庭成员基本资料、家庭类型与结构、家庭成员的关系、家庭功能与资源以及家庭压力等方面。常用于家庭功能评估的量表为 APGAR 家庭功能评估量表,包括家庭功能的五个重要部分：适应度（A,adaptation）、合作度（P,partnership）、成长度（G,growth）、情感度（A,affection）、亲密度（R,resolve）。

五、老年人生活质量的评估

随着医学模式的转变,医学的目的与健康的概念不再单纯是生命的维持和延长,而同时要提高生活的质量,即促使和保持老年人在生理、心理、社会功能诸方面的完好状态。

（一）生活质量的内涵

生活质量作为生理、心理、社会功能的综合指标,可用来评估老年人群的健康水平、临床疗效以及疾病的预后。

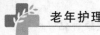

1. 生活质量的概念

生活质量(quality of life,QOL)是在生物、心理、社会医学模式下产生的一种新的健康测量指标。

世界卫生组织对其定义为:生活质量是指不同文化和价值体系中的个体对他们的生存目标、期望、标准以及所关心的事情相关的生存状况的感受。

中国老年医学会的定义为:老年人生活质量是指 60 岁或 65 岁以上的老年人群对身体、精神、家庭和社会生活满意的程度和老年人对生活的全面评价。

2. 生活质量的特点

生活质量是一个包含生理、心理、社会功能的综合概念,从单一地强调个体生活的客观状态发展到同时注意其主观感受。生活质量具有文化依赖性,其评价是根植于个体所处的文化和社会环境中的,既测量个体健康的不良状态,又反映健康良好的方面。老年人生活质量测量中公认的是躯体健康、心理健康、社会功能、综合评价四个维度。

(二) 生活质量的综合评估

生活质量可以采用生活满意度量表、幸福度量表以及生活质量综合问卷进行评估。

1. 生活满意度的评估

生活满意度是指个人对生活总的观点以及现在实际情况与希望之间、与他人之间的差距。生活满意度指数是老年人研究中的一个重要指标,用来测量老年人心情、兴趣、心理、生理主观完美状态评估的一致性。常用的量表是生活满意度指数(life satisfaction index,LSI)量表,它从对生活的兴趣、决心和毅力、知足感、自我概念、情绪等方面进行评估,通过 20 个问题反映生活的满意程度。

2. 主观幸福感的评估

主观幸福感是反映某一社会中个体生活质量的重要心理学参数,包括认知和情感两个基本成分。Kozma 于 1980 年制定的纽芬兰纪念大学幸福度量表(Memorial University of Newfoundland scale of happiness,MUNSH),作为老年人精神卫生状况的恒定的间接指标量表,已经成为老年人精神卫生测定和研究的有效工具之一。

3. 生活质量的综合评估

生活质量是一个带有个性和易变的概念,老年人的生活质量不能单纯从躯体、心理、社会功能等方面获得,评估时最好以老年人的体验为基础进行评价,即不仅要评定受试者生活的客观状态,同时还要注意其主观评价。常用的适合老年人群生活质量评估的量表有生活质量综合评定问卷(generic quality of life inventory-74)和老年人生活质量评定表。

(肖　娟　尼春萍)

📖 直通护考

A₁ 型题

1. 下列对老年人进行功能状态的评估,不正确的是(　　)。

A. 要客观评价　　　　　　　　　　B. 选用日常生活能力量表评估

C. 可采用观察法进行评估　　　　　D. 用 Katz 日常生活功能指数评估

E. 选用简易智力状态量表评估

2. 不影响老年人健康史采集的问题为( )。

A. 建立良好的护患关系　　　　B. 有效沟通技巧　　　　C. 营养状况

D. 时间、地点　　　　E. 耐心

3. 不属于正常老年人外形特征的是( )。

A. 头发变白　　B. 皮肤松弛　　C. 手足震颤　　D. 弯腰驼背　　E. 身高下降

4. 关于老年人心血管系统的生理改变,描述错误的是( )。

A. 心率变快　　　　B. 心输出量下降　　　　C. 血管弹性下降

D. 冠状动脉管腔狭窄　　　　E. 毛细血管通透性增加

5. 关于老年人呼吸系统的生理改变,描述错误的是( )。

A. 肺泡数减少　　　　B. 肺功能下降　　　　C. 咳嗽反射减弱

D. 呼吸肌功能下降　　　　E. 支气管反应性降低

6. 关于老年人消化系统的生理改变,描述错误的是( )。

A. 唾液分泌减少　　　　B. 胃肠蠕动减慢　　　　C. 消化酶分泌减少

D. 肝代谢能力下降　　　　E. 食物在胃停留时间缩短

7. 关于老年人内分泌系统的生理改变,描述错误的是( )。

A. 脂肪代谢异常　　　　B. 甲状腺生成增多　　　　C. 基础代谢率降低

D. 肾上腺分泌的激素减少　　　　E. 蛋白质分解代谢大于合成代谢

8. 关于老年人泌尿系统的生理改变,描述错误的是( )。

A. 尿浓缩功能降低　　　　B. 肾小球滤过率增加　　　　C. 肾小管重吸收下降

D. 膀胱括约肌萎缩　　　　E. 膀胱排空能力减退

9. 下面对老年人特点陈述错误的是( )。

A. WBC 3.0×10^9/L 也是正常的

B. 血沉≥65 mm/h 要考虑肿瘤、感染或结缔组织疾病

C. 尿沉渣 WBC>20 个/HP 才有病理意义

D. 老年期血糖一般偏低

E. 60~70 岁总胆固醇达高峰

10. 对老年人进行评估时,室内温度最好保持在( )。

A. 16~18 ℃　　　　B. 18~20 ℃　　　　C. 20~22 ℃

D. 22~24 ℃　　　　E. 24~26 ℃

11. 老年人躯体健康评估不包括下列哪一项?( )

A. 健康史的采集　　　　B. 身体评估　　　　C. 功能状态的评估

D. 社会功能的评估　　　　E. 辅助检查

12. 老年人午后体温若比清晨高多少,则视为发热?( )

A. 1 ℃　　B. 2 ℃　　C. 3 ℃　　D. 4 ℃　　E. 5 ℃

13. 老年人社会健康评估不包括下列哪一项?( )

A. 角色评估　　B. 家庭评估　　C. 职业评估　　D. 环境评估　　E. 文化评估

14. 属于高级日常生活能力的是( )。

A. 整理家务　　B. 处理钱财　　C. 吃饭穿衣　　D. 参加社交　　E. 服用药物

15. 老年人与成年人无明显差异的检查结果是( )。

A. 血钾　　　B. 血脂　　　C. 血糖　　　D. 血压　　　E. 血沉

16. 常用来评估老年人认知状态的量表是下列哪一项？（　　）

A. 汉密尔顿焦虑量表　　　B. 状态-特质焦虑问卷　　　C. 汉密尔顿抑郁量表

D. 简易操作智力状态问卷　　　E. 流行病学调查用抑郁自评量表

项目五　老年人常见的心理卫生护理

学习目标

1. 掌握老年人的心理特点。
2. 熟悉老年人常见的心理问题及护理原则和方法。
3. 培养关爱老年人、预防为主的护理观念。

案例导入

　　杨奶奶,退休职工。去年,他们大女儿出嫁到另一个城市,小儿子结婚后搬到单位分的新房另住。自此杨奶奶便思维迟钝,郁郁寡欢,成天闭门发呆,愁眉不展,不同亲友往来,老伴找她说话她也不太理,拉她出去参加老年人的活动,她也不去,时常自己唠叨说别人对她冷淡,这个世界上人情淡漠,孤苦伶仃地活着没意思。

　　请思考:杨奶奶是怎么了?

　　心理健康是衡量老年人健康的一个重要指标。进入老年期以后,随着人的各种生理机能逐渐进入衰退阶段,如记忆力、思维敏捷性下降,解决问题的能力减弱等。同时面临社会角色的改变、丧偶等生活事件,有较多的老年人因社会角色的变化、感觉器官功能的减退、体力不支及疾病、经济收入减少等因素的影响,常常表现为忧心忡忡、孤独不安、多猜疑、失落感。老年人必须努力面对和适应这些事件。在面对和适应过程中,老年人常会出现一些特殊的心理变化,影响着其老化过程、健康状况、老年病的防治和预后。掌握老年人的心理活动特点及其影响因素,正确评估老年人的心理健康状况,采取有的放矢的措施维护和促进老年人的心理健康状况,使老年人摆脱不良心理的影响,提高生命质量,对促进健康老龄化和积极老龄化有着重要意义。

一、老年人的心理特点及影响因素

1. 老年人的心理特点

　　大量研究表明,老年期的心理变化伴随生理功能的减退而出现老化,使某些心理功能或心理功能的某些方面出现下降、衰退,而另一些心理功能或心理功能的某些方面仍趋于稳定,甚至产生新的适应代偿功能。老年人的心理变化是指心理能力和心理特征的改变,包括感知觉、智力和人格特征等。老年人的心理变化特点主要表现在以下几个方面。

（1）智力的变化　智力是指学习能力或实践经验获得的能力。老年人学习新东西、新事物不如年轻人，其学习也易受干扰。人的智力与个体因素（如遗传、身体状况等）、社会环境因素（文化水平、职业等）有密切关系。

（2）记忆的变化　随着年龄增长，老年人记忆能力变慢、下降，以有意识记忆为主，无意识记忆为辅，再认能力尚好，回忆能力较差，表现为能认出熟人但叫不出名字。老年人意义记忆完好，但机械记忆不如年轻人。另外，老年人在规定时间内速度记忆衰退。记忆与人的生理因素、健康、精神状况、记忆的训练、社会环境都有关系。

（3）思维的变化　思维是人类认识过程的最高形式，是更为复杂的心理过程，但由于老年人记忆力的减退，无论在概念形成、解决问题的思维过程还是创造性思维和逻辑推理方面都受到影响，而且个体差异很大。

（4）人格的变化　人到了老年期，人格（即人的特性或个性，包括性格、兴趣、爱好、倾向性、价值观、才能和特长等）也相应发生变化，如对健康和经济的过分关注与担心所产生的不安与焦虑，表现为保守、孤独、任性，把握不住现状而产生怀旧和发牢骚等。

（5）情感与意志的变化　老年人的情感和意志过程因社会地位、生活环境、文化素质的不同而存在较大差异。老化过程中情感活动是相对稳定的，即使有变化也是生活条件、社会地位变化所造成的，并非年龄本身所决定。

2. 老年人心理变化的影响因素

（1）各种生理功能减退　随着年龄的增加，各种生理功能减退，并出现一些老化现象，如神经组织，尤其是脑细胞逐渐发生萎缩并减少，导致精神活动减弱，反应迟钝，记忆力减退，尤其表现在近期记忆方面。视力及听力也逐渐减退。由于骨骼和肌肉系统功能减退，运动能力也随之降低。

（2）社会地位的变化　由于社会地位的改变，可使一些老年人发生种种心理上的变化，如孤独感、自卑、抑郁、烦躁、消极等。这些心理因素均会促使身体老化。

（3）家庭人际关系　离退休后，老年人主要活动场所由工作场所转为家庭。家庭成员之间的关系，对老年人影响很大，如子女对老年人的态度，因代沟产生的矛盾等，对老年人的心理也都会产生影响。

（4）营养状况　为维持人体组织与细胞的正常生理活动，需营养充足，如蛋白质、糖、脂肪、水、盐类、微量元素、维生素等都是必需的营养物质，尤其是神经组织及细胞对营养物质的需要更甚。当营养不足时，常可出现精神不振、乏力、记忆力减退、对外界事物不感兴趣，甚至发生抑郁及其他精神及神经症状。

（5）体力或脑力过劳　体力及脑力过劳均会使记忆力减退、精神不振、乏力、思想不易集中，甚至产生错觉、幻觉等异常心理。

（6）疾病　有些疾病会影响老年人的心理状态，如脑动脉硬化，使脑组织供血不足，使脑功能减退，促使记忆力减退加重，晚期甚至会发生老年性痴呆等。还有些疾病，如脑梗死等慢性疾病，常可使老年人卧床不起，生活不能自理，以致产生悲观、孤独等心理状态。因此，为了使老年人的心理状态保持良好，应加强锻炼以减慢各种生理功能老化，经常保持心情舒畅，坚定信念，培养情操，合理安排生活等都可促进良好的心理状态。

3. 老年人心理发展的主要矛盾

（1）角色转变与社会适应的矛盾　这是老年人退休后带来的矛盾。退休、离休本身是一种正常的角色变迁，但不同职业群体的人，对离退休的心理感受是不同的。据对北京市离退休干部和退休工人的对比调查,工人退休前后的心理感受变化不大。工人退休后摆脱了沉重的体力劳动,有更充裕的时间料理家务、消遣娱乐和结交朋友,并且有足够的退休金和公费医疗,所以内心比较满足,情绪较为稳定,社会适应良好。但离退休干部的情况则不同,这些老干部在离退休之前,有较高的社会地位和广泛的社会联系,其生活的重心是机关和事业,退休、离休以后,从昔日紧张有序的工作中突然松弛下来,生活的重心变成了家庭琐事,广泛的社会联系骤然减少,并因无所事事的现状与他们强烈的社会责任感发生冲突而使他们感到很不习惯、很不适应。

(2) 老有所为与身心衰老的矛盾　具有较高的价值观念和理想追求的老年人,通常在离开工作岗位之后,都不甘于清闲。他们渴望在有生之年,能够再为社会多做一些工作,退而不休、老有所为,便是这些老年人崇高精神追求的真实写照。然而,很多年高志不减的老年人,身心健康状况并不理想。他们或者机体衰老严重,或者身患多种疾病,有的在感知、记忆、思维等心理能力的衰退方面非常明显。这样,就使得这些老年人在志向与衰老之间形成了矛盾,有的人还为此而陷入深深的苦恼和焦虑之中。

(3) 老有所养与经济保障不充分的矛盾　根据国外的一些研究,缺乏独立的经济来源或可靠的经济保障,是老年人心理困扰的重要原因。一般来说,由于缺乏经济收入,社会地位不高,因而使得这类老年人容易产生自卑心理。他们的心情也比较郁闷,处事小心,易于伤感。如果受到子女的歧视或抱怨,性格偏强的老年人,常常会滋生轻生的念头。所以,老有所养与经济保障不充分的矛盾,既是社会矛盾,也是社会心理矛盾。

(4) 安度晚年与意外刺激的矛盾　老年人都希望平平安安,幸福美满地度过晚年,而且大多数老年人都希望健康长寿,但这种美好愿望与实际生活中的意外打击、重大刺激,往往形成强烈的对比和深刻的矛盾。当老年人突然遇到丧偶的打击,若是缺乏足够的社会支持,会很快垮掉,甚至导致早亡。除丧偶之外,夫妻争吵、亲友亡故、婆媳不和、突患重病等意外刺激,对老年人的心灵打击也十分严重。

二、老年人的心理健康评估

老年人的心理状况对其老化过程、健康长寿、老年病的治疗及预后均有较大的影响,所以掌握老年人的心理活动特点和影响因素,正确评估其心理健康状况,对维护和促进老年人的身心健康、有的放矢地进行心理健康指导具有重要的作用。老年人的心理健康常从情绪和情感、认知能力、压力与应对等方面进行评估。

1. 心理状况评估方法

老年人心理状况的评估方法主要有三种,即观察法、会谈法和心理测验法。

1) 观察法

(1) 与心理活动有关的一般护理评估

生命体征:体温、脉搏、呼吸和血压的变化会导致老年人的情绪改变,如焦虑、紧张、恐惧或痛苦等。

面容表情:注意观察老年人因情绪改变而引起的面容和表情的变化,如高兴、激动、兴奋、紧张、焦虑、痛苦和愤怒等。

情绪情感:注意观察老年人内在的情感反应,如自卑、自责、悔恨、内疚、自信、自尊和自豪等,同时,也应倾听老年人对自己情感的描述。

姿势步态:注意观察老年人是否有因情绪和情感活动所引起的身体姿势与步态的改变,当出现手足无措、坐立不安时往往反映内心的焦虑、惊恐和紧张,当手足发抖甚至身体发颤时要注意老年人是否很气愤等。

精神、睡眠:注意观察老年人的精神面貌与睡眠情况。有无萎靡不振、长吁短叹、消极悲观的精神状况,了解老年人是否有入睡困难、早醒和多梦情况。

动作行为:注意观察老年人的行为与动作,是否有举止不端、不修边幅、衣衫褴褛、不爱整洁,在言语表情方面是否有懒言少语或喋喋不休、语调低沉或高昂,在动作方面是否有动作迟缓、不协调或笨拙现象。

(2)与心理活动有关能力的观察

①一般能力的观察:一般能力是指从事任何活动都需要的能力,如观察能力、思维能力、语言能力、想象力、判断力、记忆力和计算能力等。评估者应根据需要设计情景与问题,便于观察分析老年人的一般能力。

观察能力:通过让老年人仔细观看某些日常生活中的录像情景,让老年人说出所得结果,判断其结果是否正确。

思维能力:将某些日常生活常识、某些概念,让老年人进行思考、逻辑推理与应答,观察其综合分析能力如何。

语言能力:通过与老年人的交谈,了解他们语言用词是否妥当、诚恳、自然,语句是否流畅。

想象力:给老年人出一个与其有关的题目,并根据题意要求,设想出符合现实生活的梦境。

判断力:请老年人回答一些简单的有关时事政治、历史、地理等方面的问题,观察其概括和判断能力如何。

记忆力:给老年人看几个相互没有关联的物品,5 min后让其说出物品的名称,以了解其短期记忆(在这5 min内以谈话分散其注意力)。也可以通过谈话了解他们对过去和最近一些情况的记忆程度。

计算能力:根据老年人原来从事某项工作的特长,有针对性地进行复杂与简单的数字计算。

②特殊能力的观察:特殊能力是指参与某项专门活动所需的能力。它只在特殊活动领域内发生作用,包括动作能力、机械能力、核对能力、美术能力、音乐能力、数学能力、体育能力和写作能力等。评估者给老年人创造实践机会,通过实际表现来观察其上述相应的能力。其目的是了解其对娱乐、体育的兴趣爱好是否广泛,兴趣是否易变。对日常生活与社会环境的适应能力如何,能否独立生活,是否能与过去一样对某些活动保持兴趣,并有专业的表现。

2)会谈法

通过与患者或其家属、亲友、陪同者的会谈,收集与老年人心理方面有关的资料。

(1)与心理有关的生理和精神活动变化　了解老年人有无感觉和知觉异常,包括视觉、听觉、嗅觉、触觉等,有无肢体感觉与运动障碍,记忆能力、独立生活能力、阅读和书写能力如何,思维反应能力、注意力、应答力、理解力和综合分析能力如何,对环境的适应能力、动作协调能力和综合认知能力如何,了解老年人的人格变化如何,有无爱静、孤僻、离群、固执、主观、自私、多疑、过度紧张和烦躁不安等,有无脑功能衰退现象,以及平时的睡眠时间、惊醒程度和自控能力等。

(2)影响心理行为的因素　老年期如遇到某些生活压力事件和意外事件,将受刺激而引起一些生理心理反应,尤其可能出现不良的心理反应。这将有损于老年人的健康,严重时将导致老年人精神失常。评估者通过会谈,了解是否存在有影响老年人心理行为的因素。同时,了解老年人的社交活动情况,与家人、邻居、同事、朋友之间相处是否融洽。良好的人际关系能使交往双方互相悦纳、互相欣赏、互相认可,会刺激产生良好的心理反应。不友好的关系长期存在将严重影响老年人的心理健康。

3)心理测验法

心理测验是评估人们心理状况的常用方法,通过各类心理测验,分析判断老年人的心理是否存有健康问题,为制订护理计划提供依据。

(1)人格测验　人格测验是对个性心理特征进行测量,可采用明尼苏达多重人格测定量表(MMPI)和艾森克人格问卷(EPQ)。

①明尼苏达多重人格测定量表(MMPI):此表主要用于人格的临床评估,内容广泛,包括身体一般健康与各系统的状况、神经症状或精神病行为表现、婚姻和家庭关系、性的态度、政治和社会态度等,对于鉴定正常和异常人格有很高的价值。

②艾森克人格问卷(EPQ):艾森克人格问卷可从内向外向、情绪性、心理变态倾向三个维度来分析。艾森克人格问卷分成人式、儿童式,成人式问卷也适合于老年人(见具体量表)。

(2)焦虑的评估　当人遇到可能会造成危险和威胁的重大事件,或者预示要做出重大努力的情况进行适应时,心理上出现紧张和一种不愉快的期待,这种情绪发生即为焦虑。老年人因退休、丧偶、患慢性疾病等面对自己的生活担忧,表现为紧张、不安和急躁等。常用评估焦虑的量表有汉密尔顿焦虑量表和状态-特质焦虑问卷。

①汉密尔顿焦虑量表:此表是一个使用较广泛的用于评定焦虑严重程度的他评量表。内容有焦虑心境、紧张、恐怖、睡眠障碍、认知障碍、抑郁心境、躯体症状、自主神经功能障碍和交谈行为等14个项目。每项可按轻重程度评为0~4五级。

②状态-特质焦虑问卷:状态-特质焦虑问卷是用于评定焦虑性质的自评问卷,其特点是简单,并能相当直观地反映焦虑者的主观感受。焦虑可分为状态焦虑和特质焦虑两个不同的概念,前者描述一种短暂、当前不愉快的情绪体验,如紧张、恐惧、忧虑和神经质,伴有自主神经功能亢进,而后者是指相对稳定的焦虑性特质。

(3)抑郁的评估　抑郁(depression)是个体失去某种其重视或追求的东西时产生的情绪状态,其显著特征是情绪低落,甚至出现失眠、悲哀、自责、行动受限、性欲减退等表现。老年人常因为退休、子女独立后离家、身患某种慢性疾病等而出现情绪低落、失眠等。因此,对老年人有无抑郁的评估也是心理状况评估的重要部分。常用评估抑郁的量表有汉密尔顿抑郁量表和老年抑郁量表。

①汉密尔顿抑郁量表:汉密尔顿抑郁量表是临床上评定抑郁状态时应用得最为普遍的量表,此量表评估内容有抑郁心境、罪恶感、自杀、睡眠障碍、工作和活动、迟钝、焦虑、躯体症状、疑病、体重减轻、自知力、人体介体、妄想、强迫、孤立无援、失望和无价值等24个项目。

②老年抑郁量表:老年抑郁量表通常用于老年抑郁症的评估,但如果存在中等程度的认知障碍则结果并不可靠。老年抑郁量表每个反映抑郁症状的回答计1分,大于或等于11分提示临床显著的抑郁症。

附:常用心理测验量表

1. 可用于老年人焦虑评估的量表

见表5-1,使用较多的为汉密尔顿焦虑量表、状态-特质焦虑问卷。

表 5-1 评估焦虑的量表

量 表	功 能
汉密尔顿焦虑量表（Hamilton anxiety scale，HAMA）	焦虑状态
状态-特质焦虑问卷（state-trait inventory，STAI）	焦虑状态
Zung 焦虑自评量表（self-rating anxiety scale，SAS）	焦虑状态
贝克焦虑量表（Beck anxiety inventory，BAI）	焦虑状态

1）汉密尔顿焦虑量表

由汉密尔顿于 1959 年编制，是一个使用较广泛的用于评定焦虑严重程度的他评量表。

（1）量表的结构和内容　该量表包括 14 个条目（表 5-2），分为精神性和躯体性两大类，各由 7 个条目组成。前者为第 1～6 项、第 14 项；后者为第 7～13 项。

表 5-2 汉密尔顿焦虑量表的内容

项 目	主 要 表 现
1. 焦虑心境	担心、担忧，感到最坏的事情将要发生，容易激惹
2. 紧张	紧张感、易疲劳、不能放松，情绪反应，易哭、颤抖、感到不安
3. 害怕	害怕黑暗、陌生人、一人独处、动物、乘车或旅游、公共场合
4. 失眠	难以入睡、易醒、睡眠浅、多梦、夜惊、醒后感觉疲倦
5. 认知功能	注意力不能集中、注意力障碍、记忆力差
6. 抑郁心境	丧失兴趣、抑郁、对以往爱好缺乏快感
7. 躯体性焦虑（肌肉系统）	肌肉酸痛、活动不灵活、肌肉和肢体抽动、牙齿打战、声音发抖
8. 躯体性焦虑（感觉系统）	视物模糊、发冷发热、软弱无力感、浑身刺痛
9. 心血管系统症状	心动过速、心悸、胸痛、血管跳动感、昏倒感、心搏脱漏
10. 呼吸系统症状	胸闷、窒息感、叹息、呼吸困难
11. 胃肠道症状	吞咽困难、嗳气、消化不良（进食后腹痛、腹胀、恶心、胃部饱感）、肠蠕动感、肠鸣、腹泻、体重减轻、便秘
12. 生殖泌尿系统症状	尿频、尿急、停经、性冷淡、早泄、阳痿
13. 自主神经系统症状	口干、潮红、苍白、易出汗、紧张性头痛、毛发竖起
14. 会谈时行为表现	①一般表现：紧张、精神不能松弛、忐忑不安、咬手指、紧握拳、面肌抽动、手发抖、皱眉、表情僵硬、肌张力高、叹息样呼吸、面色苍白 ②生理表现：吞咽、打呃、安静时心率快、呼吸快、腱反射亢进、震颤、瞳孔放大、眼睑跳动、易出汗、眼球突出

（2）评定方法　采用 0～4 分的 5 级评分法，各级评分标准：0＝无症状；1＝轻度；2＝中等，有肯定的症状、但不影响生活与劳动；3＝重度，症状重，需进行处理或影响生活和劳动；4＝极重，症状极重、严重影响生活。由经过训练的两名专业人员对被测者进行联合检查，然后各自独立评分。除第 14 项需结合观察外，所有项目根据被测者的口头叙述进行评分。

（3）结果解释　总分超过 29 分，提示可能为严重焦虑；超过 21 分，提示有明显焦虑；超过 14 分，提示有肯定的焦虑；超过 7 分，可能有焦虑；小于 7 分，提示没有焦虑。

2）状态-特质焦虑问卷

由 Spieberger 等人编制的自我评价问卷,能直观地反映被测者的主观感受。Cattell 和 Spieberger 提出状态焦虑和特质焦虑的概念,前者描述一种不愉快的情绪体验,如紧张、恐惧、忧虑和神经质,伴有自主神经系统的功能亢进,一般为短暂性的;后者用来描述相对稳定的,作为一种人格特质且具有个体差异的焦虑倾向。

（1）量表的结构和内容　该量表包括 40 个条目,第 1～20 项为状态焦虑量表,第 21～40 项为特质焦虑量表。

（2）评定方法　每一项进行 1～4 级评分。由受试者根据自己的体验选择最合适的分值。凡正性情绪项目均为反序计分,分别计算状态焦虑量表与特质焦虑量表的累加分,最小值为 20,最大值为 80。

（3）结果解释　状态焦虑量表与特质焦虑量表的累加分,反映状态或特质焦虑的程度。分值越高,说明焦虑程度越严重。

3）焦虑可视化标尺技术

请被评估者在可视化标尺相应位点上标明其焦虑程度（图 5-1）。

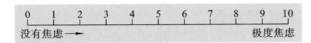

0　1　2　3　4　5　6　7　8　9　10
没有焦虑——→　　　　　　　　　极度焦虑

图 5-1　焦虑可视化标尺

2. 可用于老年人抑郁评估的量表

见表 5-3,其中流调中心用抑郁量表在社区人群健康调查中应用广泛,汉密尔顿抑郁量表、老年抑郁量表是临床上应用简便并且已被广泛接受的量表。

表 5-3　评估抑郁的量表

量　表	功　能
汉密尔顿抑郁量表（Hamilton depression scale,HAMD）	抑郁状态
老年抑郁量表（the geriatric depression scale,GDS）	抑郁状态
流调中心用抑郁量表（the center for epidemiological studies depression,CES-D）	抑郁状态
Zung 抑郁自评量表（self-rating depression scale,SDS）	抑郁状态
Beck 抑郁量表（Beck depression inventory,BDI）	抑郁状态

1）汉密尔顿抑郁量表

由汉密尔顿于 1960 年编制,是临床上评定抑郁状态时应用最普遍的量表。

（1）量表的结构和内容　汉密尔顿抑郁量表经多次修订,版本有 17、21 和 24 项三种。本书所列为 24 项版本。

（2）评定方法　所有问题为被测者近几天或近一周的情况。大部分项目采用 0～4 分的 5 级评分法。各级评分标准:0＝无,1＝轻度,2＝中度,3＝重度,4＝极重度。少数项目采用 0～2 分的 3 级评分法,其评分标准:0＝无,1＝轻～中度,2＝重度。由经过训练的两名专业人员对被测者进行联合检查,然后各自独立评分。

（3）结果解释　总分能较好地反映疾病的严重程度,即病情越重,总分越高。按照 Davis JM 的划界分,总分超过 35,可能为严重抑郁;超过 20,可能是轻或中度的抑郁;若小于 8,则无抑郁症状。

2）老年抑郁量表

由 Brink 等人于 1982 年创制，是作为专用老年人的抑郁筛查表。

（1）量表的结构和内容　该量表共 30 个条目，包含以下症状：情绪低落、活动减少、易激惹、退缩痛苦的想法、对过去、现在与将来的消极评分。

（2）评定方法　每个条目要求被测者回答"是"或"否"，其中第 1、5、7、9、15、19、21、27、29、30 条用反序计分（回答"否"表示抑郁存在）。每项表示抑郁的回答得 1 分。

（3）结果解释　该表可用于筛查老年抑郁症，但其临界值仍然存在疑问。用于一般筛查目的时建议采用：总分 0～10，正常；11～20，轻度抑郁；21～30，中、重度抑郁。

3）抑郁可视化标尺技术

请被评估者在可视化标尺相应位点上标明其抑郁程度（图 5-2）。

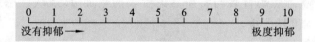

图 5-2　抑郁可视化标尺

三、老年人常见的心理问题

1. 焦虑

焦虑是一种很普遍的现象，几乎人人都有过焦虑的体验；适度的焦虑有益于个体更好地适应变化，有利于个体通过自我调节保持身心平衡等，但持久过度的焦虑则会严重影响个体的身心健康。

（1）原因　造成老年人焦虑的可能原因：①体弱多病，行动不便，力不从心；②疑病性神经症；③各种应激事件，如离退休、丧偶、丧子、经济窘迫、家庭关系不和、搬迁、社会治安以及日常生活常规的打乱等；④某些疾病如抑郁症、痴呆、甲状腺功能亢进、低血糖、体位性低血压等，以及某些药物副作用，如抗胆碱能药物、咖啡因、β-受体阻滞剂、皮质类固醇、麻黄素等均可引起焦虑反应。

（2）表现　焦虑包括指向未来的害怕不安和痛苦的内心体验、精神运动性不安以及伴有自主神经功能失调表现的三方面症状，分为急性焦虑和慢性焦虑两类。

急性焦虑主要表现为急性惊恐发作（panic disorder）。老年人发作时突然感到不明原因的惊慌、紧张不安、心烦意乱、坐卧不安、失眠，或激动、哭泣，常伴有潮热、大汗、口渴、心悸、气促、脉搏加快、血压升高、尿频尿急等躯体症状。严重时，可以出现阵发性气喘、胸闷，甚至有濒死感，并产生妄想和幻觉。急性焦虑发作一般持续几分钟到几小时，之后症状缓解或消失。

慢性焦虑主要表现为持续性精神紧张。慢性焦虑老年人表现为经常提心吊胆，有不安的预感，平时比较敏感，处于高度的警觉状态，容易激怒，生活中稍有不如意就心烦意乱，易与他人发生冲突，注意力不集中，健忘等。持久过度的焦虑可严重损害老年人的身心健康，加速衰老，增加失控感，损害自信心，并可诱发高血压、冠心病；急性焦虑发作可导致脑卒中、心肌梗死、青光眼高压性头痛和失明，以及跌伤等意外发生。

（3）防护　必须积极防治、护理老年人的过度焦虑。可用汉密尔顿焦虑量表和状态-特质焦虑问卷对老年人的焦虑程度进行评定；指导和帮助老年人及其家属认识、分析焦虑的原因和表现，正确对待离退休问题，想办法解决家庭经济困难，积极治疗原发疾病，尽量避免使用或慎用可引起焦虑症状的药物；指导老年人保持良好的心态，学会自我疏导和自我放松，建立规律的活动与睡眠习惯;帮助老年人的子女学会谦让和尊重老年人,理解老年人的焦虑心理,鼓励和倾听老年人的内心宣泄,真正从身心上去关心体贴老年人。重度焦虑应遵医嘱应用抗焦虑药物如地西泮、利眠宁等进行治疗。

2. 抑郁

抑郁和焦虑一样,是一种极其复杂、正常人也经常以温和方式体验到的情绪状态;病理性状态下,抑郁症状持续的时间较长,并可使心理功能下降或社会功能受损。抑郁程度和持续时间不一,当抑郁持续 2 周以上,表现符合心理疾病诊断统计手册第四版(DSM-Ⅳ)的诊断标准则为抑郁症。抑郁症高发年龄大部分在 50～60 岁。抑郁症是老年期最常见的功能性精神障碍之一,抑郁情绪在老年人中更常见。老年人的自杀通常与抑郁症有关。

(1)原因　导致老年人抑郁的可能原因主要如下:①增龄引起的生理、心理功能退化;②慢性疾病如高血压病、冠心病、糖尿病及癌症等与躯体功能障碍和因病致残导致生活自理能力下降或丧失;③较多的应激事件,如离(退)休、丧偶、经济窘迫、家庭关系不和等;④低血压症;⑤孤独;⑥消极的认知应对方式等。

(2)表现　抑郁症状主要包括情绪低落、思维迟缓和行为活动减少三个主要方面。老年人抑郁表现特点为大多数人以躯体症状作为主要表现形式,心境低落表现不太明显,称为隐匿性抑郁(masked depression),或以疑病症状(hypochondriasis)较突出、可出现假性痴呆(pseudodementia)等;严重抑郁症老年人的自杀(suicide)行为很常见,也较坚决,若疏于防范,自杀成功率也较高。

(3)防护　老年抑郁的防护原则如下:减轻抑郁症状,减少复发,提高生活质量,促进健康状况,降低医疗费用和死亡率。主要措施包括严防自杀、避免促发因素、采用认知心理治疗、药物治疗、药物无效或不能耐受和有自杀企图的采用电休克治疗。

3. 孤独

孤独(loneliness)是一种心灵的隔膜,是一种被疏远、被抛弃和不被他人接纳的情绪体验。孤独感在老年人中常见。我国上海一项调查发现,60～70 岁的人中有孤独感的占 1/3 左右,80 岁以上者占 60% 左右。美国医学家詹姆斯等对老年人进行长达 14 年的调查研究,得出如下结论:独居者得病的机会为正常人的 1.6 倍,死亡的可能性是爱交往者的 2 倍。他对 7000 名美国居民做了长达 9 年的调查研究发现,在排除其他原因的情况下,那些孤独老年人的死亡率和癌症发病率比正常人高出 2 倍。因此,解除老年人孤独感是个不容忽视的社会问题。

(1)原因　导致老年人孤独的可能原因:①离退休后远离社会生活;②无子女或因子女独立成家后成为空巢家庭;③体弱多病、行动不便,降低了与亲朋来往的频率;④性格孤僻;⑤丧偶。

(2)表现　孤独寂寞、社会活动减少会使老年人产生伤感、抑郁情绪,精神萎靡不振,常偷偷哭泣、顾影自怜,如体弱多病、行动不便时,上述消极感会更加加重,久之,身体免疫功能降低,为疾病敞开大门。孤独也会使老年人选择更多的不良生活方式,如吸烟、酗酒、不爱活动等,不良的生活方式与心脑血管疾病、糖尿病等慢性疾病的发生和发展密切相关。有的老年人会因孤独而转化为抑郁症,有自杀倾向。

(3)防护　摆脱老年人孤独,一方面,需要子女和社会共同努力,对离开工作岗位而尚有工作能力和学习要求的老年人,要为他们创造工作和学习的机会。做子女者应该从内心深处诚恳地关心父母,充分认识到空巢老年人在心理上可能遭遇的危机,和父母住同一城镇的子女,与父母房子的距离最好不要太远;身在异地,与父母天各一方的子女,除了托人照顾父母,更要注重对父母的精神赡养,尽量常回家看看老年人,或经常与父母通过电话等进行感情和思想的交流。丧偶的老年人独自生活,感到寂寞,子女照顾也非长久,其他人都代替不了老伴的照顾,子女应该支持老年人的求偶需求。另一方面,老年人也可以作出力所能及的努力。老年人应参与社会活动,积极而适量地参加各种力所能及的有益于社会和家人的活动,在活动中扩大社会交往,做到老有所为,既可消除孤独与寂寞,更从心理上获得生活价值感的满足,增添生活乐趣,也可以通过参加老年大学的学习以消除孤独,培养广泛的兴趣爱好,挖掘潜力,增强幸福感和生存的价值。

4. 自卑

自卑(inferiority)即自我评价偏低,就是自己瞧不起自己,它是一种消极的情感体验。当人的自尊需要得不到满足,又不能恰如其分、实事求是地分析自己时,就容易产生自卑心理。

(1)原因 老年人产生自卑的原因如下:①老化引起的生活能力下降;②疾病引起的部分或全部生活自理能力和适应环境的能力的丧失;③离退休后,角色转换障碍;④家庭矛盾。

(2)表现 一个人形成自卑心理后,往往从怀疑自己的能力到不能表现自己的能力,从而怯于与人交往到孤独地自我封闭。本来经过努力可以达到的目标,也会认为"我不行"而放弃追求。他们看不到人生的光华和希望,领略不到生活的乐趣,也不敢去憧憬那美好的明天。

(3)防护 应为老年人创造良好、健康的社会心理环境,尊老敬老;鼓励老年人参与社会活动,做力所能及的事情,挖掘潜能,得到一些自我实现,增加生活的价值感和自尊;对生活完全不能自理的老年人,应注意保护在不影响健康的前提下,尊重他们原来的生活习惯,使老年人尊重的需要得到满足。

5. 其他

老年人由于老化影响、体弱多病、离退休角色适应障碍、子女独立成家等因素,还会导致失落、多疑、角色紊乱、精神困扰等其他心理问题,应注意帮助老年人从多方面进行应对,增强其自护能力和自己解决问题的能力,寻求家庭和社会支持,共同维护和促进老年人的心理健康。

四、老年人心理健康的维护与促进

1. 老年人的心理健康

1)心理健康的定义

第三届国际心理卫生大会将心理健康(mental health)定义为"所谓心理健康,是指在身体、智能以及情感上与他人的心理健康不相矛盾的范围内,将个人心境发展成最佳状态。"基于以上定义,心理健康包括两层含义:一是与绝大多数人相比,其心理功能正常,无心理疾病;二是能积极调节自己的心理状态,顺应环境,建设性地发展、完善自我,充分发挥自己的能力,过有效率的生活。也就是说,心理健康不仅意味着没有心理疾病,还意味着个人的良好适应和充分发展。

2)老年人心理健康的标准

国内外尚没有统一的心理健康的标准。我国著名的老年心理学专家许淑莲教授将老年人心理健康的标准概括为五条:①热爱生活和工作;②心情舒畅,精神愉快;③情绪稳定,适应能力强;④性格开朗,通情达理;⑤人际关系适应力强。国外专家则针对老年人心理健康制订出了 10 条参考标准:①有充分的安全感;②充分了解自己,并能对自己的能力作出恰当的估计;③有切合实际的目标和理想;④与现实环境保持接触;⑤能保持个性的完整与和谐;⑥具有从经验中学习的能力;⑦能保持良好的人际关系;⑧能适度地表达与控制自己的情绪;⑨在不违背集体意识的前提下有限度地发挥自己的才能与兴趣爱好;⑩在不违反社会道德规范的情况下,能适当满足个人的基本需要。

综合国内外心理学专家对老年人心理健康标准的研究,结合我国老年人的实际情况,老年人心理健康的标准可以从以下五个方面进行界定。

(1)认知正常　认知正常是人正常生活的最基本的心理条件,是心理健康的首要标准。老年人认知正常体现在感觉、知觉正常,判断事物的能力基本准确,不发生错觉;记忆清晰,不发生大的遗忘;思路清楚,不出现逻辑混乱;在平时生活中,有比较丰富的想象力,并善于用想象力为自己设计一个愉快的奋斗目标;具有一般的生活能力。

(2)情绪健康　情绪是人对客观事物的态度体验,是人的需要得到满足与否的反映。愉快而稳定的情绪是情绪健康的重要标志。能否对自己的能力作出客观正确的判断,能否正确评价客观事物,对自身的情绪有很大的影响。若过高地估计自己的能力,勉强去做超过自己能力的事情,常常会得不到想象中的预期结果,而使自己的精神遭受失败的打击;过低地估计自己的能力,自我评价过低,缺乏自信心,常常会产生抑郁情绪;只看到事物的消极面,也会产生不愉快甚至抑郁情绪。心理健康的老年人能经常保持愉快、乐观、开朗而又稳定的情绪,并能适度宣泄不愉快的情绪,通过正确评价自身及客观事物而较快稳定情绪。

(3)关系融洽　人际关系的融洽与否,对人的心理健康影响较大。融洽和谐的人际关系表现为乐于与人交往,能与家人保持情感上的融洽并得到家人发自内心的理解和尊重,又有知己和朋友;在交往中保持独立而完整的人格,有自知之明,不卑不亢;能客观评价他人,取人之长补己之短,宽以待人,友好相处;既乐于帮助他人,也乐于接受他人的帮助。

(4)环境适应　老年人能与外界环境保持接触,虽退休在家,却能不脱离社会,通过与他人的接触交流、电视广播网络等媒体了解社会变革信息,并能坚持学习,从而锻炼记忆和思维能力,丰富精神生活,正确认识社会现状,及时调整自己的行为,使心理行为能顺应社会改革的进步趋势,更好地适应环境,适应新的生活方式。

(5)行为正常　能坚持正常的生活、工作、学习、娱乐等活动,其一切行为符合自己年龄特征及在各种场合的身份和角色。

(6)人格健全　人格健全的主要表现如下:①以积极进取的人生观为人格的核心,积极的情绪多于消极的情绪。②能够正确评价自己和外界事物,能够听取别人意见,不固执己见,能够控制自己的行为,办事盲目性和冲动性较少。③意志坚强,能经得起外界事物的强烈刺激。在悲痛时能找到发泄的方法,而不至于被悲痛所压倒;在欢乐时能有节制地欢欣鼓舞,而不是得意忘形和过分激动;遇到困难时,能沉着地运用自己的意志和经验去加以克服,而不是一味地唉声叹气或怨天尤人。④能力、兴趣、性格与气质等各个心理特征和谐而统一。

2. 老年人心理健康的维护与促进

1)维护和促进老年人心理健康的原则

(1)适应原则　心理健康强调人与环境能动地协调适应。环境包括自然环境和社会环境,环境中随时都有打破人与环境协调平衡的各种刺激,其中尤其是社会环境中的人际关系能否协调对心理健康有重要意义。人对环境的适应和协调,不仅仅是简单的顺应和妥协,更主要的是积极主动地对环境进行改造以适应个体的需要或改造自身以适应环境的需要。因而,需要积极主动地调节环境和自身,减少环境中的不良刺激,学会协调人际关系,发挥自己的潜能,以维护和促进心理健康。

(2)整体原则　每个个体都是一个身心统一的整体,身心相互影响。因此,通过积极的体育锻炼、卫生保健和培养良好的生活方式以增强体质和生理功能,将有助于促进心理健康。

（3）系统原则 人是一个开放系统,人无时无刻不与自然、社会文化、人际之间等相互影响、相互作用。例如,生活在家庭或群体之中的个体会影响家庭或群体,同时也受到家庭或群体的影响,个体心理健康的维护需要个体发挥积极主观能动性做出努力,也依赖于家庭或群体的心理健康水平,要促进个体的心理健康,创建良好的家庭或群体心理卫生氛围也很重要。所以,只有从自然、社会文化、人际关系等多方面、多角度、多层次考虑和解决问题,才能达到系统内外环境的协调与平衡。

（4）发展原则 人和环境都在不断变化和发展,人在不同年龄阶段、不同时期、不同身心状况下和不同变化的环境中,其心理健康状况不是静止不变的,而是动态发展的,所以,要以发展的观点动态地把握和促进心理健康。

2）维护和促进老年人心理健康的措施

（1）帮助老年人正确认识和评价衰老、健康和死亡

①人不可能长生不老:每个物种都有其生命周期,人也不例外。古往今来,没有人可以长生不老,也没有让人长生不老的药。如果总处于一种年龄增长、生命垂暮、死亡将至的心理状态,就会加速心理及生理的衰老;若能保持一颗健康年轻的心,就可延缓衰老的速度。

②年老并不等于无为、无用:老年人阅历丰富、知识广博,很多老年人为家庭、为社会在继续发挥余热,实现其老有所为、老有所用的理想,获得心理的满足和平衡。

③树立正确的健康观:研究表明,老年人往往多病,并对自己的健康状况持消极评价,对疾病过分忧虑。不能实事求是地评价自己的健康状况,过度担心自己的疾病和不适,会导致疑病性神经症、焦虑、抑郁等心理精神问题,加重疾病和躯体不适,加速衰老,对健康十分不利;只有正确对待疾病,才能采取适当的求医行为,顽强地与疾病抗争,促进病情稳定和康复。另外,老年人多病,并不等于每个老年人就一定会疾病缠身,很多健康长寿者给世人的揭示如下:只要老年人能保持乐观、通达,养成良好的生活方式,积极进行身心保健,是完全可以达到健康老年化的。

④树立正确的生死观:死亡是生命的一个自然结果,衰老与死亡相邻。当死亡的事实不可避免时,若不能泰然处之,就可能没有足够时间、精力处理未尽心愿。只有树立正确的生死观,克服对死亡的恐惧,才能以无畏的勇气面对将来生命的终结,也才能更好地珍惜生命,使生活更有意义和乐趣,提高生存质量。

（2）做好离（退）休的心理调节

①正确看待离（退）休:"长江后浪推前浪",老年人到了一定的年龄,由于职业功能的下降而从工作岗位上退下来,这是一个自然的、正常的、不可避免的过程。

②为离（退）休做好心理上的准备,以实现"平稳过渡":一些老年人因各种原因,如身体尚好、工作能力尚强、害怕失去工作、害怕失去已有的权力等,迟迟不愿面对离（退）休这一现实,以致真正离（退）休时毫无心理准备,甚至产生抵触情绪,导致心理失去平衡。离（退）休之前积极做好各种准备,如经济上的收支、生活上的安排。若离（退）休后即能做一次探亲访友或旅游,有利于老年人的心理平衡。多想想离（退）休生活的好处,如你可以不受在职时那些上上下下、左左右右、条条框框、是是非非的约束;访友购物的安排可随心所欲,外出旅游可"天马行空"、独来独往等。一些调查研究表明,离（退）休前做过妥善安排,心理准备良好的老年人,离（退）休后生活及心理适应较快。因此,快到离（退）休年龄时,心理上要准备接受离（退）休这一不可避免的事实,高高兴兴地准备离（退）休,愉快地准备进入离（退）休角色。

③建立第二生活模式，为离(退)休做好行动上的准备：人越到年老，生活习惯和定型个性就越稳固，越难以改变。离(退)休后发生的一系列变化，不仅使老年人心理上不习惯，而且也扰乱了他们心理的平衡。因此，在离(退)休之前要尽早建立第二生活模式，如培养一种至几种爱好，根据自己的体力、精力及爱好，安排好自己的活动时间，或预计一份轻松的工作，使自己退而不闲。有一官半职者，在未"交权"之前就要尽早"退居二线"，让年轻人多干，这不仅使自己能以轻松的心情适应以后的离(退)休生活，也能体现你对年轻人的关怀和培养。你若善以待人，日后人必善以待你。

④避免因离(退)休而产生的消极不良情绪：老年人离开工作岗位，退居二线以后，常有"人走茶凉"的感觉，如待遇不如以往"优厚"、说话不如当初"灵验"、遇到阻力和困难骤然增多等，由此而造成心理上的失落，孤独和焦虑感日甚，老年人应该勇于面对诸如此类的消极因素，不妨顺其自然，不予计较。对涉及个人利益的事，尽可能宽容。刚刚退休下来，不妨多与亲朋好友来往，将自己心中的郁闷、苦恼通过交谈等方式进行宣泄，及时消除和转化不良情绪，求得心理上的平衡和舒畅。

⑤与其寻找失落的辉煌，不如昂首拓宽未来的路：退休并不意味着人生之路已走到了尽头。退休应该是人生的又一起点，还有很长的一段路等待去开拓、去创造。

（3）鼓励老年人勤用脑　坚持适量的脑力劳动，使脑细胞不断接收信息刺激，对于延缓脑的衰老和脑功能的退化非常重要。研究表明，对老年人的视、听、嗅、味、触的器官进行适当的刺激，可增进其感、知觉功能，提高记忆力、智力等认知能力，减少老年期痴呆的发生。老年人应坚持学习，活到老学到老，通过书报、电视、网络等不断获得新知识。

（4）妥善处理家庭关系　家庭是老年人晚年生活的主要场所。处好与家人的关系，尤其是处理好与两代或几代人的人际关系显得十分重要。因为家庭关系和睦，家庭成员互敬互爱则有利于老年人的健康长寿；相反，家庭不和，家庭成员之间关系恶劣，则对老年人的身心健康极其有害。

①面对代沟，求同存异，相互包容：首先，要在主观上认识到社会在发展、时代在前进，青年一代与老年人之间存在一些思想和行为的差别是自然的。其次，家庭成员应多关心和体谅老年人，遇事主动与老年人商量，对于不同意见，要耐心听取，礼让三分，维护老年人的自尊；老年人也应有意识地克服或压制自己的一些特殊性格，不必要求晚辈事事顺应自己，对一些看不顺眼又无法改变的事情，则尽量包容，不要强行干涉。

②促进老年人与家庭成员的情感沟通：a.鼓励老年人主动调整自己与其家庭成员的关系，在老有所为、老有所乐的同时，多关心下一代，家庭成员要为老年人的衣、食、住、行、学、乐等创造条件，为老年人提供便利和必要的情感、经济和物质上的帮助，共同建立良好的亲情；b.空巢家庭中，老年人应正确面对子女成家立业离开家的现实，不过高期望和依赖子女对自身的照顾，善于利用现代通信与子女沟通，并及早由纵向的父母与子女的关系转为横向的夫妻关系，子女则应经常看望或联系父母，让父母得到天伦之乐的慰藉；c.夫妻恩爱有助于老年人保持舒畅的心理状态，有利于双方的健康监护，老年夫妻间要相互关心、相互照顾、相互宽容、相互适应，还要注重情感交流和保持和谐、愉悦的性生活；d.为老年人提供表达情感的机会，促进老年人与家庭成员的沟通理解；e.鼓励老年人与家人或其他老年人共同居住。

③支持丧偶老年人再婚：加拿大心理学家塞奥考曾对4489名55岁以上的丧偶男性老年人进行长达9年的调查，发现约5%的人在丧妻后半年内去世，其死亡率是同龄有妇之夫死亡率的26倍，可见老年丧偶对人的身心健康是很大的摧残。老年人丧偶以后，只要有合适的对

象,一方面是老年人自身要冲破习俗观念,大胆追求;另一方面子女要支持老年人再婚,使老年人晚年不再孤寂。

(5) 注重日常生活中的心理保健

①培养广泛的兴趣爱好:对老年人而言,广泛的兴趣爱好不仅能开阔视野,扩大知识面,丰富生活,陶冶性情,充实他们的晚年生活,而且能有效地帮助他们摆脱失落、孤独、抑郁等不良情绪,促进生理及心理的健康。因此,老年人要根据自己的情况,有意识地培养一两项兴趣爱好,如书法、绘画、下棋、摄影、园艺、烹调、旅游、钓鱼等,用以调节情绪,充实精神,稳定生活节奏,让老年人的晚年生活充实而充满朝气。

②培养良好的生活习惯:饮食有节,起居有常,戒烟节酒,修饰外表,装饰环境,多参与社会活动,增进人际交往,多与左邻右舍相互关心往来,有助于克服消极心理、振奋精神。

③坚持适量运动:适量运动有益于老年人的身心健康。坚持适量运动有助于改善老年人的体质,增强脏器功能,延缓细胞代谢和功能的老化,并增加老年人对生活的兴趣,减轻老年生活的孤独、抑郁和失落的情绪。老年人可根据自己的年龄、体质、兴趣、爱好及锻炼基础选择合适的运动项目,散步、慢跑、钓鱼、游泳、骑自行车、太极拳、气功等都是非常适合老年人的运动项目。老年人的体育锻炼,运动量要适度,时间不宜过长,应贵在坚持、循序渐进。

(6) 营造良好的社会支持系统

①进一步树立和发扬尊老敬老的社会风气:尊老敬老是中华民族传统美德,也有利于我国老年人心理健康的良好社会心理环境的营造。但随着社会变革,生产方式的改变,经济全球一体化,竞争和商品意识的价值观念的增强,家庭结构的改变,人口老龄化的到来,年轻一代赡养压力的改变,使得尊老敬老的社会风气发生了改变。在我国未富先老的国情下,为营造老年人健康的社会心理环境,促进健康老龄化及社会和谐稳定发展,应加强宣传教育,继续大力倡导尊老敬老。

②尽快完善相关立法:现行的《中华人民共和国老年人权益保障法》在维护老年人权益中个别条款操作性还不够强,应加强老龄问题的科学研究,为完善立法提供依据,尽快完善相关法律,为增强老年人安全感、解除后顾之忧、安度晚年提供社会保障。

(高仁甫 陈建华)

直通护考

A₁ 型题

1. 下列不属于老年人心理特征的是(　　)。

A. 初级记忆较次级记忆为好　　　　　　B. 再认能力比回忆能力好

C. 意义记忆出现减退较早　　　　　　　D. 老年人的人格趋于稳定

E. 通过学习,有可能提高"晶态智力"的水平

2. 老年人最常见的人格类型是(　　)。

A. 整合良好型　　　　B. 整合不良型　　　　C. 防御型

D. 被动依赖型　　　　E. 混合型

3. 老年人的心理变化特点不包括(　　)。

A. 心身变化不一致　　　B. 心理变化的过程趋于一致　　　C. 产生情感抑郁

D. 性格不稳定　　　　　　　E. 易患疑惧心理

4. 老年人心理健康的标准不包括（　　）。

A. 智力正常　　B. 行为正常　　C. 人格健全　　D. 固执己见　　E. 关系和谐

A₂型题

5. 邱爷爷,61岁。已退休半年,退休前为某厂副厂长。自退休后很少外出,不愿说话,经常唉声叹气,出现失眠、食欲减退,有时莫名其妙发脾气。根据以上表现,邱爷爷可能患有（　　）。

A. 焦虑症　　　　　　　B. 抑郁症　　　　　　　C. 退休综合征

D. 脑衰弱综合征　　　　E. 空巢综合征

项目六　老年人的日常生活护理

 学习目标

1. 掌握与老年人沟通的方式和技巧；通过训练，初步具备与老年人沟通的能力。
2. 熟悉老年人居住环境设置要求及安全防护措施。
3. 了解老年人皮肤特点；熟悉皮肤的保护与清洁方法。
4. 了解老年人的营养需求及影响老年人营养摄入的因素；熟悉老年人的饮食护理，能进行正确的营养指导。
5. 掌握便秘、大便失禁、尿失禁的概念；了解便秘、大小便失禁的危险因素；熟悉老年人排泄的护理。
6. 掌握老年人的活动原则和注意事项；熟悉老年人的睡眠护理。
7. 了解老年人性生活的护理。

案例导入

　　李先生原是一名正局级干部，去年，60岁的他正式退休回家。他不用每天按时上下班，没有人向他汇报工作，再也听不到同事们的欢声笑语，家里的一切都不是李先生感兴趣的事，做起来枯燥乏味，每天刻板地吃饭、看电视，整天无所事事，每天一点精神都没有。

　　请思考：李先生是怎么了？应该怎样帮助他？

　　老年期不同于人生的其他阶段，此期个体因老化而健康受损和患各种慢性疾病的比例较高。对老年人我们不只应重视其生理状况，而更应看重老年人的生活功能方面是否健康。所以，老年人日常生活护理应强调帮助老年人在疾病和功能障碍的状态下恢复基本的生活功能，使其适应日常生活，或在健康状态下独立、方便地生活。

一、日常生活护理的注意事项

1. 对老年人主动性的关注

　　老年人由于疾病治疗或卧床不起而无法独立完成日常生活活动时，需要我们提供部分协助或完全性护理。老年人由于疾病及衰老的原因，往往会对护理人员产生强烈的依赖心理，甚至有些老年人只是为了得到他人的关注和爱护而要求护理。因此，在拟订护理计划前要对老年人进行全面评估,在生活功能方面,既要注意其丧失的功能,还应该看到残存的功能;在心理方面,要通过观察、交谈等途径了解其是否存在过度的依赖思想和其他心理问题如抑郁、孤独等。护理人员要明确包揽一切的做法有害无益,应鼓励老年人最大限度地发挥残存功能的作用,使其基本的日常生活能够自理,而不依赖他人,同时提供一些针对性的心理护理。总之,既要满足老年人的生理需要,还要充分调动老年人的主动性,最大限度地发挥其残存功能,尽量让其作为一个独立自主的个体参与家庭和社会生活,满足其精神需要。

2. 对老年人安全的保护

1）针对相关心理进行护理

一般有两种心理状态可能会危及老年人的安全,一是不服老,二是不愿麻烦他人,尤其是个人生活上的小事,愿意自己动手。如:有的老年人明知自己无法独自上厕所,但却不要别人帮助,结果难以走回自己的房间;有的老年人想自己倒水,但提起暖瓶后,却没有力量将瓶里的水倒进杯子。对此要多做健康指导,使老年人了解自身的健康状况和能力。另外护理人员要熟悉老年人的生活规律和习惯,及时给予指导和帮助,使其生活自如。

2）其他防护措施

老化的生理性和病理性改变所造成的不安全因素,严重地威胁老年人的健康,甚至生命。老年人常见的安全问题有跌倒、噎呛、坠床、服错药、交叉感染等,护理人员应意识到其重要性,采取有效措施,保证老年人的安全。

（1）防坠床　意识障碍的老年人应加床档;睡眠中翻身幅度较大或身材高大的老年人,应在床旁用椅子防护;如果发现老年人睡近床边沿时,要及时防护,必要时将老年人推向床中央,以防坠床摔伤。

（2）防止交叉感染　老年人免疫功能低下,对疾病的抵抗力弱,应注意预防交叉感染。所以不宜过多会客,必要时可谢绝会客。老年人之间尽量避免互相走访,尤其患呼吸道感染或发热的老年人更不应串门。

3. 对老年人个别性的保护

（1）对老年人个别性的关怀　人类的日常生活有其共同的行为和性质,但每个人也有其独特的地方。个别性是指每个人所具有的个别的生活行为和社会关系,以及与经历有关的自我意识。个体由于有着自己独特的社会经历和生活史,其思维方式和价值观也不尽相同。人们常能从自己的个别性中发现价值。尤其是老年人有丰富的社会经验,为社会贡献了毕生精力,为家庭做了很大贡献,从生活经历而来的自我意识很强烈,如果受到侵害,其尊严将被损伤。对老年人个别性的关怀,首先是尊重其本性和个性,关怀其人格和尊严。

（2）私人空间的关怀　日常生活中部分生活行为需要在私人空间中开展,如排泄、沐浴、性生活等。为保证老年人的隐私和快乐舒适的生活,有必要为其提供一个独立的空间。但在现实生活中,由于老年人的身体状况、生活方式、价值观、经济情况等有个体差异,很难对此做出统一的规定。理想状况下老年人最好能有其单独的房间,且要与家人的卧室、厕所相连,以方便联系;窗帘最好为两层,薄的纱层既可透光又可遮挡屋内情况,而厚的则可遮住阳光以利于睡眠。但无论是家庭还是老年养护机构,很多都不能满足以上条件,此时可因地制宜地采取一些措施以保护老年人的隐私,如在多人房间时应用拉帘或屏风进行遮蔽。

4. 环境的调整及安排

老年人的生活环境方面,要注意尽量去除妨碍生活行为的因素,或调整环境使其能补偿机体缺损的功能,促进生活功能的提高。

（1）室内环境　要注意室内温度、湿度、采光、通风等方面，让人感受到安全与舒适。老年人的体温调节能力降低，室温应以 22～24 ℃较为适宜；室内合适的湿度则为 40％～60％；老年人视力下降，因此应注意室内采光适当，尤其要注意老年人的暗适应力低下，一定要保持适当的夜间照明，如保证走廊和厕所的灯光，在不妨碍睡眠的情况下可安装地灯等，但老年人对色彩感觉较强，故可将门涂上不同的颜色以帮助其识别不同的房间，也可在墙上用各种颜色划线以指示厨房、厕所等的方位；居室要经常通风以保证室内空气新鲜，特别是老年人不能去厕所而在室内排便或失禁时，易导致房间内有异味，有些老年人嗅觉迟钝而对这些气味多不注意，但对周围的人会造成不良影响，应注意及时迅速清理排泄物及被污染的衣物，并打开门窗通风，可适当应用空气清新剂来去除异味。

（2）室内设备　老年人居室内的陈设不要太多，一般有床、柜、桌、椅即可，且家具的转角处应尽量用弧形，以免碰伤老年人。家庭日常生活用品及炊具之类最好不在老年人居室内存放，因其行动不便，若屋内家具杂乱，容易磕碰、绊倒，而且也会污染室内空气。

对卧床老年人进行各项护理活动时，较高的床较为合适。对于一些能离床活动的老年人来说，床的高度应便于老年人上下床及活动，其高度应使老年人膝关节成直角坐在床沿时两脚足底全部着地，一般以从床褥上面至地面距离为 50 cm 为宜，这也是老年人的座椅应选择的高度。若有能抬高上身的或能调节高度的床则更好。床上方应设有床头灯和呼唤铃，床的两边均应有活动的护栏。

有条件的情况下室内应有冷暖设备，但取暖设备的种类应慎重考虑，以防发生事故。要求使用卫生且安全的器具，煤油炉或煤气炉对嗅觉降低的老年人来说有造成煤气中毒的危险，同时易造成空气污染和火灾；电暖炉不易使室内全部温暖，因此老年人不愿活动；由于老年人皮肤感觉下降，使用热水袋易引起烫伤；电热毯的长时间使用易引起脱水，应十分注意；冬天有暖气的房间较舒适，但容易造成室内空气干燥，可应用加湿器或放置水培植物以保持一定的湿度，并注意经常通风换气。夏天则应保持室内通风，使用空调时应注意避免冷风直吹在身上且温度不宜太低。

（3）厕所、浴室与厨房　厕所、浴室与厨房是老年人使用频率较高而又容易发生意外的地方，因此其设计一定要注意安全，并考虑到不同老年人的需要。厕所应设在卧室附近，从卧室至厕所之间的地面不要有台阶，并应设扶手以防跌倒。夜间应有灯以看清坐便器的位置，对于使用轮椅的老年人还应将厕所改造成适合其个体需要的样式。老年人身体平衡感下降，因此浴室周围应设有扶手，地面铺防滑砖。若使用浴盆，应带有扶手或放置浴板，浴盆底部还应放置橡皮垫。对于不能站立的老年人可用淋浴椅。沐浴时浴室温度应保持在 24～26 ℃，并设有排风扇以便将水蒸气排出，以免湿度过高而影响老年人的呼吸。洗脸池上方的镜子应向下倾斜以便于老年人自己洗漱；厨房地面也应注意防滑；水池与操作台高度应适合老年人的身高；煤气开关应尽可能便于操作，用按钮即可点燃者较好。

二、皮肤清洁与衣着卫生

皮肤是人体最大的器官，有着其特殊生理功能。经过几十年的外界刺激，人体的皮肤逐渐老化，生理功能和抵抗力降低，皮肤疾病逐渐增多，因此做好皮肤护理、保持皮肤清洁、讲究衣着卫生，是日常生活护理必不可少的内容。

1. 皮肤清洁

（1）老年人皮肤的特点　老年人的皮肤出现皱纹、松弛和变薄，下眼睑出现所谓的"眼袋"。皮肤干燥、多屑和粗糙,皮脂腺组织萎缩,功能减弱。皮肤触觉、痛觉、温度觉的浅感觉功能也减弱,皮肤表面的反应性减低,对不良刺激的防御能力削弱,免疫系统的损害也往往伴随老化而来,以致皮肤抵抗力全面降低。

（2）一般护理　老年人在日常生活中要注意保持皮肤卫生,特别是皱褶部位如腋下、肛门、外阴等,沐浴可清除污垢、保持毛孔通畅,利于预防皮肤疾病。建议冬季每周沐浴 2 次,夏季则可每天温水洗浴;合适的水温可促进皮肤的血液循环,改善新陈代谢、延缓老化过程。但同时亦要注意避免烫伤和着凉,建议沐浴的室温调节在 24～26 ℃,水温则以 40 ℃左右为宜;沐浴时间以 10～15 min 为宜,时间过长易发生胸闷、晕厥等意外;洗浴时应注意避免碱性肥皂的刺激,宜选择弱酸性的硼酸皂、羊脂香皂,以保持皮肤 pH 值在 5.5 左右;沐浴用的毛巾应柔软,洗时轻擦,以防损伤角质层;可预防性地在晚间热水泡脚后用磨石板去除过厚的角质层,再涂护脚霜,避免足部的皲裂。已有手足皲裂的老年人可在晚间沐浴后或热水泡手足后,涂上护手护脚霜,再戴上棉质手套、袜子,穿戴一晚或 1～2 h,可有效改善皲裂状况。需使用药效化妆品时,首先应观察老年人皮肤能否耐受,是否过敏。要以不产生过敏反应为前提,其次再考虑治疗效果。老年人头发与头部皮肤的清洁卫生也很重要。老年人的头发多干枯、易脱落,做好头发的清洁和保养,可减少脱落、焕发活力。应定期洗头,干性头发每周清洗一次,油性头发每周清洗 2 次。有条件者可根据自身头皮性质选择合适的洗发护发用品。如用肥皂,皮脂分泌较多者可用温水及中性肥皂,头皮和头发干燥者则清洁次数不宜过多,可用多脂皂清洗,头发干后可涂以少许润滑油。

（3）皮肤瘙痒及护理　全身瘙痒是老年人常见的主诉,它可以干扰正常的睡眠并造成焦虑以及其他严重的心理问题。瘙痒是位于表皮、真皮之间结合部或毛囊周围游离神经末梢受到刺激所致,引起老年人搔抓后导致局部皮肤损伤,损伤后又可引起瘙痒,如此恶性循环,最终成为顽疾。老年人皮肤瘙痒的常见原因如下:①局部皮肤病变:皮肤干燥是最常见的原因,在老年瘙痒中占 40%～80%,通常由于温度变化、毛衣刺激或用肥皂洗澡后引起。除此之外还可见于多数皮疹、重力性皮炎、急性剥脱性皮炎、牛皮癣、脂溢性皮炎及皮肤感染等疾病。②全身性疾病:慢性肾功能衰竭或减退的病人有 80%～90%伴有瘙痒;肝胆疾病引起胆汁淤积时可在黄疸出现前或伴黄疸同时出现瘙痒;真性红细胞增多症、淋巴瘤、多发性骨髓瘤、巨球蛋白血症和缺铁性贫血等在瘙痒的同时伴有血液系统的异常表现;甲状腺功能低下、糖尿病及某些恶性肿瘤及药物过敏均可引起全身瘙痒。③心理因素:较少见,有些恐螨症或不喜欢养老院的老年人可能出现。针对老年人皮肤瘙痒,可提供以下护理措施:①一般护理:停止过频的洗澡;忌用碱性肥皂;适当使用护肤用品,特别是干燥季节可于沐浴后皮肤潮湿时涂擦护肤油,以使皮肤保留水分,防止机械性刺激;避免毛衣类衣物直接接触皮肤。②根据瘙痒的病因逐个检查筛查,并作出对因治疗。③对症处理:使用低浓度类固醇霜剂擦皮肤,应用抗组胺类药物及温和的镇静剂可减轻瘙痒,防止皮肤继发性损害。④心理护理,找出可能的心理原因加以疏导,或针对瘙痒而引起的心理异常进行开解。

2. 衣着卫生

由于老年人皮肤的特点,其衣着与健康的关系越来越受到护理人员的关注。老年人的服装选择,首先必须考虑实用性,即是否有利于人体的健康及穿脱方便。老年人体温调节中枢功能降低,尤其对寒冷的抵抗力和适应力降低,因此在寒冷时节要特别注意衣着的保暖功效。另外,还要考虑衣着布料及脏衣服上脱落表皮分解产物对皮肤的刺激等方面的因素。有些衣料如毛织品、化纤织品,穿起来轻松、柔软、舒适,一向受到老年人的喜爱,然而,它们对皮肤有一定的刺激性,如果用来制作贴身穿着的内衣,就有可能引起瘙痒、疼痛、红肿或水疱。尤其是化纤织物,其原料是从煤、石油、天然气等高分子化合物或含氮化合物中提取出来的,其中有些成分很可能成为过敏原,一旦接触皮肤,容易引起过敏性皮炎。这类织物带有静电,容易吸附空气中的灰尘,易引起支气管哮喘。因此,在选择时要慎重考虑,尤其是内衣,应以透气性和吸湿性较高的纯棉织品为好。衣服的容易穿脱对于老年人来说是非常重要的,即使是自理能力有损的老年人,也要尽量鼓励与指导老年人参与衣服的穿脱过程,以尽可能最大限度地保持和发挥其残存功能。因此服装的设计上要注意便于穿脱,如上衣和拉链上应留有指环,便于老年人拉动;衣服纽扣不宜过小,方便系扣;尽量选择前开门式上装便于老年人穿脱等。此外,老年人衣服款式的选择还应考虑安全舒适以及时尚。老年人的平衡感降低,应避免穿过长的裙子或裤子以免绊倒。做饭时的衣服应避免袖口过宽,否则易着火。为了舒适,衣服要合身,但不能过紧,更不要压迫胸部;同时也要注意关心老年人衣着的社会性,在尊重其原有生活习惯的基础上,注意衣服的款式要适合其个性以及社会活动,衣着色彩要注意选择柔和、不褪色、容易观察是否干净的色调。条件允许时鼓励老年人的服饰打扮可适当考虑流行时尚,如选择有朝气的色调、大方别致的款式以及饰物等。

三、饮食与排泄

1. 饮食与营养

饮食与营养是维持生命的基本需要,是维持、恢复、促进健康的基本手段。同时,在相对单调的老年生活中,饮食的制作和营养摄入过程对老年人来说还可带来精神上的满足和享受。因此,改善饮食与营养以防止衰弱和老年多发病,维护老年人的健康,也是日常生活护理中的一个重要课题。

1)老年人的营养需求

(1)碳水化合物 碳水化合物供给能量应占总热能的 55%～65%。随着年龄的增加,体力活动和代谢活动逐步减低,热能的消耗也相应减少。一般来说,60 岁以后热能的提供应较年轻时减少 20%、70 岁以后减少 30%,以免过剩的热能导致超重或肥胖,并诱发一些常见的老年病。老年人摄入的糖类以多糖为好,如谷类、薯类含较丰富的多糖,在摄入多糖的同时,还可提供维生素、膳食纤维等其他营养素。过多摄入单糖、双糖(主要是蔗糖,如白砂糖、红糖等)能诱发龋齿、心血管疾病和糖尿病。

(2)蛋白质 原则上应该是优质少量。老年人的体内代谢过程以分解代谢为主,需要较为丰富的蛋白质来补充组织蛋白的消耗,但由于其体内的胰蛋白酶分泌减少,过多的蛋白质可加重老年人消化系统和肾脏的负担,因此每天的蛋白质摄入不宜过多,蛋白质供给能量应占总热量的 15%。还应尽量供给优质蛋白质,应占摄取蛋白质总量的 50%以上,如豆类、鱼类等可以多吃。

(3)脂肪 老年人胆汁酸的分泌减少,脂肪酶活性降低,对脂肪的消化功能下降,且老年人体内脂肪组织随年龄增加而逐渐增加,因此膳食中过多的脂肪不利于心血管系统、消化系统;另一方面,若进食脂肪过少,又将导致必需脂肪酸缺乏而发生皮肤疾病,并影响到脂溶性维生素的吸收,因此脂肪的适当摄入也十分重要。总的原则如下:由脂肪供给能量应占总热能的 20%～30%,并应尽量选用含不饱和脂肪酸较多的植物油,而减少膳食中饱和脂肪酸和胆固醇的摄入,如多吃一些花生油、豆油、菜油、玉米油等,而尽量避免猪油、肥肉、酥油等动物性脂肪。

(4)无机盐 老年人容易发生钙代谢的负平衡,特别是绝经后的女性,由于内分泌功能的衰减,骨质疏松的发生将进一步增加。应强调适当增加富含钙质的食物摄入,并增加户外活动以帮助钙的吸收。由于老年人体内胃酸较少,且消化功能减退,因此应选择容易吸收的钙质,如奶类和奶制品、豆类和豆制品,以及坚果如核桃、花生等。

此外,铁参与氧的运输与交换,缺乏可引起贫血,应注意选择含铁丰富的食物,如瘦肉、动物肝脏、黑木耳、紫菜、菠菜、豆类等,而维生素 C 可促进人体对铁的吸收。老年人往往喜欢偏咸的食物,容易引起钠摄入过多但钾不足,钾的缺乏则可使肌力下降而导致人体有倦怠感。

(5)维生素　维生素在维持身体健康、调节生理功能、延缓衰老过程中起着极其重要的作用。富含维生素 A、B$_1$、B$_2$、C 的饮食,可增强机体的抵抗力,特别是 B 族维生素能增加老年人的食欲。蔬菜和水果可增加维生素的摄入,且对于老年人有较好的通便功能。

(6)膳食纤维　主要包括淀粉以外的多糖,存在于谷类、薯类、豆类、蔬菜、水果等食物中。这些虽然不被人体所吸收,但在帮助通便、吸附由细菌分解胆酸等而生成的致癌物质、促进胆固醇的代谢、防止心血管疾病、降低餐后血糖和防止热能摄入过多方面,起着重要的作用。老年人的摄入量以每天 30 g 为宜。

(7)水分　失水 10% 就会影响机体功能,失水 20% 即可威胁人的生命。如果水分不足,再加上老年人结肠、直肠的肌肉萎缩,肠道中黏液分泌减少,很容易发生便秘,严重时还可发生电解质紊乱、脱水等。但过多饮水也会增加心、肾功能的负担,因此老年人每日饮水量(除去饮食中的水)一般以 1500 mL 左右为宜。饮食中可适当增加汤羹类食品,既能补充营养,又可补充相应的水分。

2)影响老年人营养摄入的因素

(1)生理因素　老年人味觉功能下降,特别是苦味和咸味功能显著丧失,同时多伴有嗅觉功能低下,不能或很难嗅到饮食的香味,所以老年人嗜好味道浓重的菜肴;多数老年人握力下降,同时由于关节病变和脑血管障碍等引起关节挛缩、变形及肢体的麻痹、震颤从而加重老年人自行进食的困难;牙齿欠缺以及咀嚼肌群的肌力低下影响了老年人的咀嚼功能,严重限制了其饮食摄取量;老年人吞咽反射能力下降,食物容易误咽而引起肺炎,甚至发生窒息死亡;对食物的消化吸收功能下降,导致老年人所摄取的食物不能有效地被机体所利用,特别是当摄取大量的蛋白质和脂肪时,容易引起腹泻;老年人易发生便秘,而便秘又可引起腹部饱胀感、食欲不振等,对其营养摄取造成影响。

除此之外,疾病也是影响食物消化吸收的重要因素。特别是患有消化性溃疡、癌症、动脉硬化、高血压、心脏疾病、肾脏疾病、糖尿病和骨质疏松症等疾病的老年人,控制疾病的发展,防止疾病恶化可有效改善其营养状况。

(2)心理因素　饮食摄入异常主要见于以下老年人:厌世或孤独者;入住养老院或医院而感到不适应者;精神状态异常者等。排泄功能异常而又不能自理的老年人,有时考虑到照顾者的需求,往往自己控制饮食的摄入量。对于痴呆老年人,如果照顾者不控制其饮食摄入量将会导致过食。有时痴呆的老年人还可出现吃石子、钉子,甚至自己的粪便等异常饮食的现象。

(3)社会因素　老年人的社会地位、经济实力、生活环境以及价值观等对其饮食影响很大。生活困难导致可选择的饮食种类、数量的减少;营养学知识的欠缺可引起偏食或反复食用同一种食物,导致营养失衡;独居老年人或者高龄者,即使没有经济方面的困难,在食物的采购或烹饪上也可能会出现问题;价值观对饮食的影响也同样重要,人们对饮食的观念及要求有着许多不同之处,有"不劳动者不得食"信念的老年人,由于自己丧失了劳动能力,在饮食上极度地限制着自己的需求而影响健康。

3）老年人的饮食原则

（1）平衡膳食　老年人易患的消化系统疾病、心血管系统疾病和各种运动系统疾病，往往与营养不良有关。因此，应保持营养的平衡，适当限制热量的摄入，保证足够的优质蛋白质、低脂肪、低糖、低盐、高维生素和适量含钙、铁食物的摄入。图 6-1 为中国居民平衡膳食宝塔。

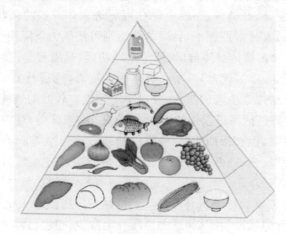

图 6-1　中国居民平衡膳食宝塔

（2）饮食易于消化吸收　老年人由于消化功能减弱，咀嚼能力也因为牙齿松动和脱落而受到一定的影响，因此食物应细、软、松，既给牙齿咀嚼的机会，又便于消化。

（3）食物温度适宜　老年人消化道对食物的温度较为敏感，饮食宜温偏热，两餐之间或入睡前可加服热饮，以解除疲劳，增加温暖。

（4）良好的饮食习惯　根据老年人的生理特点，少吃多餐的饮食习惯较为适合，要避免暴饮暴食或过饥过饱，膳食内容的改变也不宜过快，要照顾到个人爱好。由于老年人肝脏中储存肝糖原的能力较差，而对低血糖的耐受能力不强，容易饥饿，所以在两餐之间可适当增加点心。晚餐不宜过饱，因为夜间的热能消耗较少，如果多吃了富含热能而又较难消化的蛋白质和脂肪会影响睡眠。

4）老年人的饮食护理

（1）烹饪时的护理

①咀嚼、消化吸收机能低下者的护理：蔬菜要切细，肉类最好制成肉末，烹制方法可采用煮或炖，尽量使食物变软而易于消化。由于易咀嚼的食物对肠道的刺激作用减少，往往很容易引起便秘，因此应多选用富含纤维素的蔬菜类，如青菜、根菜类等烹制后食用。

②吞咽机能低下者的护理：某些食物很容易产生误咽，对吞咽机能障碍的老年人更应该引起注意，如汤面等。因此，应选择黏稠度较高的食物，同时要根据老年人的身体状态合理调节饮食种类。

③味觉、嗅觉等感觉机能低下者的护理：饮食的色、香、味能够大大地刺激食欲，因此味觉、嗅觉等感觉机能低下的老年人喜欢吃味道浓重的饮食，特别是盐和糖，而盐和糖食用太多对健康不利，使用时应格外注意。有时老年人进餐时因感到食物味道太淡而没有胃口，烹调时可用醋、姜、蒜等调料来刺激食欲。

（2）进餐时的护理

①一般护理：进餐时，室内空气要新鲜，必要时应通风换气，排除异味；老年人单独进餐会影响食欲，如果和他人一起进餐则会有效增加进食量；鼓励自行进食，对卧床的老年人要根据

其病情采取相应的措施,如帮助其坐在床上并使用特制的餐具(如床上餐桌等)进餐;在老年人不能自行进餐,或因自己单独进餐而摄取量少,并有疲劳感时,照顾者可协助喂饭,并注意尊重其生活习惯,掌握适当的速度,与其相互配合。

②上肢障碍者的护理:老年人有麻痹、挛缩、变形、肌力低下、震颤等上肢功能障碍时,自己摄入食物易出现困难,但是有些老年人还是愿意自行进餐,此时,可以自制或提供各种特殊的餐具。国外有老年人专用的叉、勺出售,其柄很粗以便于握持,亦可将普通勺把用纱布或布条缠上即可;有些老年人的口张不大,可选用婴儿用的小勺加以改造;使用筷子的精细动作对大脑是一种良性刺激,因此应尽量维持老年人的这种能力,可用弹性绳子将两根筷子连在一起以防脱落。

③视力障碍者的护理:对于视力障碍的老年人,做好单独进餐的护理非常重要。照顾者首先要向老年人说明餐桌上食物的种类和位置,并帮助其用手触摸以便确认。要注意保证安全,热汤、茶水等易引起烫伤的食物要提醒其注意,鱼刺等要剔除干净。视力障碍的老年人可能因看不清食物而引起食欲减退,因此,食物的味道和香味更加重要,或者让老年人与家属或其他老年人一起进餐,制造良好的进餐气氛以增进食欲。

④吞咽能力低下者的护理:由于存在会厌反应能力低下、会厌关闭不全或声门闭锁不全等情况,吞咽能力低下的老年人很容易将食物误咽入气管。尤其是卧床老年人,舌控制食物的能力减弱,更易引起误咽。因此进餐时老年人的体位非常重要。一般采取坐位或半坐位比较安全,偏瘫的老年人可采取侧卧位,最好是卧于健侧。进食过程中应有照顾者在旁观察,以防发生事故。同时随着年龄的增加,老年人的唾液分泌也相对减少,口腔黏膜的润滑作用减弱,因此,进餐前应先喝水湿润口腔,对于脑血管障碍及神经失调的老年人更应如此。

2. 排泄

为了维持健康,身体必须对体内的废物做适当的处理,并将其排出体外。排泄过程是维持健康和生命的必要条件,而排泄行为的自立则是保持人类的尊严和社会自立的重要条件。但老年人随着年龄的不断增加,机体调节功能逐渐减弱,自理能力下降,或者因疾病导致排泄功能出现异常,发生尿急、尿频甚至大小便失禁等现象,有的老年人还会出现尿潴留、腹泻、便秘等。排泄问题可以说是机体老化过程中无法避免的,常给老年人造成很大的生理、心理上的压力,护理人员应妥善处理,要体谅老年人,尽力给予帮助。

四、休息与活动

1. 休息与睡眠

1)休息

休息是指一段时间内相对地减少活动,使身体各部分放松,处于良好的心理状态,以恢复精力和体力的过程。休息并不意味着不活动,有时变换一种活动方式也是休息,如长时间做家务后,可站立活动一下或散散步等。老年人相对需要较多的休息,并应注意以下几点:①休息要注意质量,有效的休息应满足三个基本条件,充足的睡眠、心理的放松、生理的舒适。因此,简单地用卧床限制活动并不能保证老年人处于休息状态,有时这种限制甚至会使其感到厌烦而影响了休息的效果。②卧床时间过久会导致运动系统功能障碍,以及出现压疮、静脉血栓、坠积性肺炎等并发症,因此应尽可能对老年人的休息方式进行适当调整,尤其是长期卧床者。③老年人在改变体位时,要注意预防体位性低血压或跌倒等意外的发生,例如,早上醒来时,不应立即起床,而需在床上休息片刻,伸展肢体,再准备起床。④看书和看电视是一种休息,但不宜时间过长,应适时举目远眺或闭目养神来调节一下视力。看电视不应过近,避免光线的刺激引起眼睛的疲劳,看电视的角度也要合适,不宜过低或过高。

2) 睡眠

(1) 老年人的睡眠　老年人的睡眠时间一般比青壮年少,这是因为老年人大脑皮质功能减退,新陈代谢减慢,体力活动减少,所以所需睡眠时间也随之减少,一般每天 6 h 左右。有许多因素可干扰老年人的生活节奏而影响睡眠质量甚至导致失眠,如疾病的疼痛、呼吸困难、情绪变化、更换环境、夜尿频繁等。睡眠质量的下降则可直接影响机体的活动状况,导致烦躁、精神萎靡、食欲减退、疲乏无力,甚至疾病的发生。

(2) 一般护理　日常生活中可采用以下措施来改善老年人的睡眠质量:①对老年人进行全面评估,找出其睡眠质量下降的原因,进行对因处理。②提供舒适的睡眠环境,调节卧室的光线和温度,保持床褥的干净、整洁,并设法维持环境的安静。③帮助老年人养成良好的睡眠习惯,老年人的睡眠存在个体差异,为了保证白天的正常活动和社交,使其生活符合人体生物节律,应提倡早睡早起和午睡的习惯。对于已养成的特殊睡眠习惯,不能强迫其立即纠正,需要多解释并进行诱导,使其睡眠时间尽量正常化。限制白天睡眠时间在 1 h 左右,同时注意缩短卧床时间,以保证夜间睡眠质量。④晚餐应避免吃得过饱,睡前不饮用咖啡、酒或大量水,并提醒老年人于入睡前如厕,以免夜尿增多而干扰睡眠。⑤情绪对老年人的睡眠影响很大,由于老年人思考问题比较专一,又比较固执,遇到问题会反复考虑而影响睡眠,尤其是内向型的老年人。所以调整老年人睡眠,首先要调整其情绪,有些问题和事情不宜晚间告诉老年人。⑥向老年人宣传规律锻炼对减少应激和促进睡眠的重要性,指导其坚持参加力所能及的日间活动。⑦有些老年人因入睡困难而自行服用镇静剂,镇静剂可帮助睡眠,但也有许多副作用,如抑制机体功能、降低血压、影响胃肠道蠕动和意识活动等,因此应尽量避免选用镇静剂帮助入睡。必要时可在医生指导下根据具体情况选择合适的药物。

(3) 睡眠呼吸暂停综合征及其护理　睡眠呼吸暂停综合征(sleep apnea syndrome,SAS)是一种睡眠期疾病,被认为是高血压、冠心病、脑卒中的危险因素且与夜间猝死关系密切。SAS 的诊断标准如下:每晚 7 h 睡眠过程中,鼻或口腔气流暂停每次超过 10 s,暂停发作超过30 次(或每小时睡眠呼吸暂停超过 5 次,老年人超过 10 次)。

SAS 多发于老年男性,其主要原因如下:①老年人多肥胖,上呼吸道脂肪堆积,睡眠时咽部肌肉松弛,咽部活动减少,使上呼吸道狭窄或接近闭塞而出现呼吸暂停。②老年人中枢神经系统调节功能减低,化学感受器对低氧和高碳酸血症的敏感性降低,中枢神经系统对呼吸肌的支配能力下降,呼吸肌无力易发生呼吸暂停。

护理措施如下:①一般护理:老年人尤其是肥胖者易出现 SAS,故应增加活动、控制饮食,以达到减肥的目的;养成侧卧睡眠习惯,不使气道狭窄加重;睡前必须避免饮酒和服用镇静、安眠药。②积极治疗有关疾病,如肥胖症、扁桃体肥大、黏液性水肿、甲状腺肿大等。③根据病人情况指导选用合适的医疗器械装置,如鼻扩张器适用于鼻前庭塌陷者,可改善通气;舌后保持器可防止舌后坠而引起的堵塞。④根据病人情况指导选用合适的药物,包括呼吸刺激剂及增加上气道开放的药物。⑤病情严重者可选择手术治疗,包括悬雍垂-腭-咽成形术、气管切开造口、舌骨悬吊和下颌骨成形术等。

2. 活动

生命在于运动。活动可以使机体在生理、心理及社会各方面获得益处,坚持活动是人类健康长寿的关键。老年人的活动能力与其生活空间的扩展程度密切相关,进而可影响其生活质量。

1）活动对老年人的重要性

活动可促进人体的新陈代谢,使组织器官充满活力,而且能增强和改善机体的功能,从而延缓衰老。

(1)神经系统　可通过肌肉活动的刺激,协调大脑皮质兴奋和抑制过程,促进细胞的供氧能力。特别是对脑力工作者,活动可以促进智能的发挥,有助于休息和睡眠,同时解除大脑疲劳。

(2)心血管系统　活动可促进血液循环,使血流速度加快、心输出量增加、心肌收缩能力增强,改善心肌缺氧状况,促进冠状动脉侧支循环,增加血管弹性。另外,活动可以降低血胆固醇含量,促进脂肪代谢,加强肌肉发育。因此活动可预防和延缓老年人心血管疾病的发生和发展。

(3)呼吸系统　老年人肺活量减少,呼吸功能减退,易患肺部疾病。活动可提高胸廓活动度,改善肺功能,使更多的氧进入机体与组织交换,保证脏器和组织的需氧量。

(4)消化系统　活动可促进胃肠蠕动,消化液分泌增强,有利于消化和吸收,促进机体新陈代谢,改善肝肾功能。

(5)肌肉骨骼系统　活动可使老年人骨质密度增厚,韧性及弹性增加,延缓骨质疏松,加固关节,增加关节灵活性,预防和减少老年性关节炎的发生。运动又可使肌肉纤维变粗,坚韧有力,增加肌肉活动耐力和灵活性。

(6)其他　活动可以增强机体的免疫功能,提高对疾病的抵抗能力。对于患糖尿病的老年人来说,活动是维持正常血糖的必要条件。另外,活动还可以调动积极的情绪,提高工作和学习的效率。总之,活动对机体各个系统的功能都有促进作用,有利于智能和体能的维持和促进,并能预防心身疾病的发生。

2）影响老年人活动的因素

(1)心血管系统　①最快心率下降:研究发现,当老年人做最大限度的活动时,其最快心率要比成年人低。一般来说,老年人的最快心率约为170次/分。这是因为老年人的心室壁弹性比成年人弱,导致心室的再充填所需时间延长。②心输出量下降:老年人的动脉弹性变差,使得其血压收缩值上升,后负荷增加。外周静脉滞留量增加,外周血管组织阻力增加,也会引起部分老年人出现舒张压升高。所以,当老年人增加其活动量时,血管扩张能力下降,引起回心血量减少,造成心输出量减少。

(2)肌肉骨骼系统　肌细胞因为老化而减少,加上肌张力下降,使得老年人的骨骼支撑力下降,活动时容易跌倒。老化对骨骼系统的张力、弹性、反应时间及执行功能的能力都有负面的影响,这是造成老年人活动量减少的主要原因之一。

(3)神经系统　老年人神经系统的改变多种多样,但是对其活动的影响程度却因人而异。老化可造成脑组织血流减少、大脑萎缩、运动纤维丧失、神经树突数量减少、神经传导速度变慢,导致其对事情的反应时间或反射时间延长,这些会从老年人的姿势、平衡状态、运动协调、步态中看出。除此之外,老年人因为前庭器官过分敏感,会导致其对姿势改变的耐受力下降及平衡感缺失,故老年人应注意活动的安全性。

(4)其他　老年人常患有慢性疾病,使其对于活动的耐受力下降。如:帕金森病对神经系统的侵犯可造成步态的迟缓及身体平衡感的丧失;骨质疏松症会造成活动受限,而且容易跌倒造成骨折等损伤。此外,老年人还可能因为所服用药物的作用或副作用、疼痛、孤独、抑郁、自我满意度低等原因而不愿意活动。不仅如此,由于科学技术的发展,现代人活动的机会越来越少。例如,由于时间和空间的限制,看电视观赏比赛比参与运动更普遍,以往靠步行到的地方,现在可以以车代步,电梯的使用也减少了爬楼梯的机会等。因此,适当安排一些体育活动是维持良好身体状况的必要途径。

3) 老年人活动的指导

(1) 老年人的活动种类和强度　老年人的活动种类可分为四种:日常生活活动(daily living activities)、家务活动(household activities)、职业活动(occupational activities)、娱乐活动(recreational activities)。对于老年人来说,日常生活活动和家务活动是生活的基本,职业活动属于发展自己潜能的有益活动,娱乐活动则可以促进老年人的身心健康。

老年人要选择合适的活动,而科学的锻炼对人体健康最为有益。比较适合老年人锻炼的项目有散步、慢跑和游泳、跳舞、球类运动、太极拳与气功等。锻炼要求有足够而又安全的活动强度,这对心血管疾病、呼吸系统疾病和其他慢性疾病病人尤为重要。老年人的活动强度应根据个人的能力及身体状态来选择。运动时的最高心率可反映机体的最大吸氧力,而吸氧力又是机体对运动量负荷耐受程度的一个指标,因而可通过心率情况来控制运动量。最简单方便的监测方法是以运动后心率作为衡量标准,即:

$$运动后最宜心率(次/分)=170-年龄$$

身体健壮者则可用下式计算:

$$运动后最宜心率(次/分)=180-年龄$$

观察活动强度是否适合的方法:①运动后的心率达到最宜心率。②运动结束后在 3 min 内心率恢复到运动前水平,表明运动量较小,应加大运动量;在 3~5 min 之内恢复到运动前水平表明运动适宜;在 10 min 以上才能恢复者,则表明活动强度太大,应适当减少。

以上监测方法还要结合自我感觉综合判断,如运动时全身有热感或微微出汗,运动后感到轻松或稍有疲劳,食欲增进,睡眠良好,精神振作,表示强度适当,效果良好;如运动时身体不发热或无出汗,脉搏次数不增加或增加不多,则说明应增加活动强度;如果运动后感到很疲乏、头晕、胸闷、气促、心悸、食欲减退、睡眠不良,说明应降低运动强度;如果在运动中出现严重的胸闷、气喘、心绞痛或心率减慢、心律失常等应立即停止运动,并及时就医。

(2) 老年人活动的注意事项

①正确选择:老年人可以根据自己的年龄、体质、场地条件,选择适当的运动项目。活动的设计应符合老年人的兴趣并且是在其能力范围内的,而活动目标的制订则必须考虑到他们对自己的期望,这样制订出来的活动计划老年人才会觉得有价值而容易坚持。

②循序渐进:机体对运动有一个逐步适应的过程,所以应先选择不费力的活动开始,再逐渐增加运动的量、时间、频率,且每次给予新的活动内容时,都应该评估老年人对于此项活动的耐受性。

③持之以恒:通过锻炼增强体质、防治疾病,要有一个逐步积累的过程。取得疗效以后,仍需坚持锻炼,才能保持和加强效果。

④运动时间:老年人运动的时间以每天 1~2 次,每次 0.5 h 左右,一天运动总时间不超过 2 h 为宜。运动时间最好选择在早上起床后,因早晨空气新鲜、精神饱满,利于运动。饭后则不宜立即运动,因为运动可减少对消化系统的血液供应及兴奋交感神经而抑制消化功能,从而影响消化吸收,甚至导致消化系统疾病。

⑤运动场地与气候:运动场地尽可能选择空气新鲜、安静清幽的公园、庭院等地。注意气

候变化,夏季户外运动要防止中暑,冬季则要防止跌倒和感冒。

⑥其他:年老体弱、患有多种慢性疾病或平时有气喘、心慌、胸闷、全身不适者,应请医生检查,并根据医嘱进行运动,以免发生意外。患有急性疾病、出现心绞痛或呼吸困难、精神受刺激、情绪激动或悲伤之时应暂停锻炼。

(3)患病老年人的活动　老年人常因疾病困扰而导致活动障碍,特别是卧床不起的病人,如果长期不活动很容易导致肌肉废用性萎缩等并发症。因此,必须帮助各种患病老年人进行活动,以维持和增强其日常生活的自理能力。

①瘫痪老年人:对这类老年人要借助助行器等辅助器具进行训练。一般说来,手杖适用于偏瘫或单侧下肢瘫痪病人,前臂杖和腋杖适用于截瘫病人。步行器的支撑面积较大,较腋杖的稳定性高,多在室内使用,选择的原则如下:两上肢肌力差、不能充分支撑体重时,应选用腋窝支持型步行器;上肢肌力较差、提起步行器有困难者,可选用前方有轮型步行器;上肢肌力正常、平衡能力差的截瘫病人可选用交互型步行器。

②为治疗而采取制动状态的老年人:制动状态很容易导致肌力下降、肌肉萎缩等并发症,因此应确定尽可能小范围的制动或安静状态,在不影响治疗的同时,尽可能地做肢体的被动运动或按摩等,争取早期解除制动状态。

③不愿意甚至害怕活动的老年人:唯恐病情恶化而不愿意活动的老年人为数不少,对这类老年人要耐心说明活动的重要性以及对疾病的影响,让其理解"生命在于运动"的真理,并可鼓励其一起参与活动计划的制订,尽量提高其满意度而愿意自己去做。

④痴呆老年人:人们常期望痴呆老年人在一个固定的范围内活动,因而对其采取了许多限制的方法,其实这种活动范围的限制,只能加重病情。护理人员应该认识到,促进痴呆老年人的活动能力,增加他们与社会的接触机会,可以延缓病情的发展。

五、性需求和性生活卫生

马斯洛的需要层次论指出性属于人们的基本需要,其重要性与空气、食物相当,不会因为疾病或年龄的不同而消失,而且人们还可通过性活动而满足其爱与被爱、尊重与被尊重等较高层次的需要,即使患慢性疾病的老年人仍应该和有能力享有完美的性生活。性除了是生活的一部分,也常反映出个体间的关系,影响到人们的身心健康。因此,护理人员应对性有正确的观念及态度,要认识到健康的性生活包括以许多不同的方式来表达爱及关怀,而不只是性交而已,应该了解老年人的性需求及影响因素,护理人员需具有正确的专业知识、专业态度和沟通技巧才能发现问题,在确认问题的性质后,还应评估自己是否有能力处理,是否需要其他专业人员的帮助,如性治疗师、婚姻咨询师等以协助其提高生活质量。

(景　丽)

直通护考

1. 老年人居住环境适宜的室温是(　　)。
A. 16~20 ℃　B. 18~20 ℃　C. 18~24 ℃　D. 20~22 ℃　E. 22~24 ℃
2. 下列有关老年人沐浴注意事项描述不正确的是(　　)。
A. 地面设防滑垫　　　　　　　　　　B. 室温保持在18~20 ℃

C. 单独沐浴时不要关门　　　　　　　　　D. 水温调节在 40 ℃左右

E. 宜于饭后 1 h 左右沐浴

3. 老年人沐浴时间适宜为(　　)。

A. 5～10 min　　　　B. 10～15 min　　　　C. 15～20 min

D. 20～25 min　　　　E. 25～30 min

4. 影响老年人食欲的因素不包括(　　)。

A. 味蕾萎缩　　　　　B. 胃排空延迟　　　　C. 甲状腺素分泌增加

D. 胃肠蠕动变慢　　　E. 胃肠道血管硬化

5. 能诱发龋齿的主要食物是(　　)。

A. 单糖　　　B. 蛋白质　　　C. 膳食纤维　　　D. 蔬菜　　　E. 豆制品

6. 老年人每天蛋白质的摄入量应达到每公斤体重(　　)。

A. 0.6～0.8 g　　　　B. 0.8～1.0 g　　　　C. 1.0～1.2 g

D. 1.2～1.5 g　　　　E. 1.5～2.0 g

7. 健康老年人每天食盐的摄入量应不超过(　　)。

A. 3 g　　　B. 4 g　　　C. 5 g　　　D. 6 g　　　E. 8 g

8. 下列关于老年人的饮食描述正确的是(　　)。

A. 老年人摄入的糖类以双糖为好　　　　　B. 蛋白质的摄取以植物蛋白为主

C. 一般每日饮水 1500 mL 左右为宜　　　　D. 食物生熟搭配,多吃生食

E. 烹调时要多加调味品,以刺激食欲

9. 有关老年人排泄的护理,下列说法正确的是(　　)。

A. 为减少尿失禁老年人的尿床次数,应尽可能少饮水

B. 顽固性便秘老年人可长期使用缓泻剂

C. 有心脑血管疾病的老年人排便后可服用硝酸甘油,以减少意外发生

D. 护理人员照顾老年人排便时,可只协助其无力完成的部分,不必在旁守候

E. 便秘老年人可自行逆时针环形按摩腹部,以促进肠蠕动

10. 在观察老年人的运动强度时,最简单方便的监测指标是(　　)。

A. 呼吸　　　B. 心率　　　C. 血压　　　D. 心输出量　　　E. 肾上腺素水平

11. 老年人活动遵循的原则不正确的是(　　)。

A. 活动要因人而异,正确选择　　　　　B. 活动要循序渐进

C. 正确选择活动项目　　　　　D. 每天活动 1～2 次,每次 30 min

E. 体力劳动完全能替代运动锻炼

12. 判断老年人活动强度过大的指标是其活动后心率恢复至活动前水平需要的时间为(　　)。

A. 3 min　　　B. 5 min　　　C. 10 min　　　D. 15 min　　　E. 20 min

项目七 老年人的安全用药与护理

学习目标

1. 掌握老年人的用药原则及用药护理。
2. 熟悉老年人常见的药物不良反应和原因。
3. 熟悉提高老年人服药依从性、药物治疗的健康指导措施和非处方药的家庭保管方法。
4. 了解老年人药物代谢、药效学特点。
5. 了解老年人用药评估的要点。
6. 培养关爱老年人、预防为主的护理观念。

案例导入

　　吴爷爷,72岁,确诊高血压16年,前列腺增生1年。口服洛汀新降压,血压波动在(120～140)/(85～95)mmHg。1天前出现起立后双眼黑蒙、乏力、耳鸣,平卧数分钟后,症状缓解。病人平时经常因失眠服用安定等镇静药,还喜用高丽参等多种滋补药品。

　　请思考:
　　1. 该病人可能的药物不良反应有哪些?
　　2. 预防病人的药物不良反应的措施有哪些?
　　3. 应如何加强对病人的药疗健康指导?

　　随着年龄的增长,老年人各脏器的组织结构和生理功能逐渐出现退行性改变,影响机体对药物的吸收、分布、代谢和排泄。药代动力学的改变,又直接影响着组织,特别是靶器官中有效药物浓度维持的时间,影响了药物的疗效。此外,老年人常同时患有多种疾病,治疗中使用药物品种较多,发生药物不良反应的概率相应增高。因此,老年人的安全用药与护理显得日益重要。

一、老年人药物代谢和药效学特点

1. 老年人药物代谢特点

老年药物代谢动力学(pharmacokinetics in the elderly)简称老年药动学,是研究老年人机体对药物处置的学科,即研究药物在老年体内的吸收、分布、代谢和排泄过程及药物浓度随时间变化规律的科学。老年药动学改变的特点:药代动力学过程降低,绝大多数药物的被动转运吸收不变、主动转运吸收减少,药物代谢能力减弱,药物排泄功能降低,药物消除半衰期延长,血药浓度增高。

1) 药物的吸收

药物的吸收(absorption)是指药物从给药部位转运至血液的过程。大多数药物都通过口服给药,经胃肠道吸收后进入血液循环,到达靶器官而发挥效应。因此,胃肠道环境或功能的改变可能对药物的吸收产生影响。影响老年人胃肠道药物吸收的因素有以下几点。

(1) 胃酸分泌减少导致胃液 pH 升高　老年人胃黏膜萎缩,胃壁细胞功能下降,胃酸分泌减少,胃液 pH 值升高,可影响药物离子化程度。例如,弱酸性药物乙酰水杨酸在正常胃酸情况下,在胃内不易解离,吸收良好,当胃酸缺乏时,其离子化程度增大,使药物在胃中吸收减少,影响药效。

(2) 胃排空速度减慢　老年人胃肌肉萎缩,胃蠕动减慢,使胃排空速度减慢,延迟药物到达小肠的时间。因此,药物的吸收延缓、速率降低,有效血药浓度到达的时间推迟,特别对在小肠远端吸收的药物或肠溶片有较大的影响。

(3) 肠肌张力增加和活动减少　老年人肠蠕动减慢,肠内容物在肠道内移动时间延长,药物与肠道表面接触时间延长,使药物吸收增加,但胃排空延迟、胆汁和消化酶分泌减少等因素都可影响药物的吸收。

(4) 胃肠道和肝血流量减少　胃肠道和肝血流量随年龄增长而减少。胃肠道血流量减少可影响药物吸收速率,老年人对奎尼丁、氢氯噻嗪的吸收可能减少。肝血流量减少使药物首过效应减弱,对某些主要经肝脏氧化消除的药物如普萘洛尔等,其消除减慢,使得血药浓度升高。

2) 药物的分布

药物的分布(distribution)是指药物吸收进入体循环后向各组织器官及体液转运的过程。药物的分布不仅与药物的储存、蓄积及清除有关,而且也影响药物的效应。影响药物在体内分布的因素主要有机体的组成成分、药物与血浆蛋白的结合能力及药物与组织的结合能力等。

(1) 机体组成成分的改变对药物分布的影响　①老年人细胞内液减少,使机体总含水量减少,故水溶性药物如乙醇、吗啡等分布容积减小,血药浓度增加。②老年人脂肪组织增加,非脂肪组织逐渐减少,所以脂溶性药物如安定、硝基安定、利多卡因等在老年人组织中分布容积增大,药物作用持续较久,半衰期延长。③老年人血浆白蛋白含量减少,使与血浆白蛋白结合率高的药物的游离型成分增加,分布容积加大,药效增强,易引起不良反应。如抗凝药华法林与血浆白蛋白结合减少,游离药物浓度增高而抗凝作用增强,毒性增大。因此,老年人使用华法林应减少剂量。

(2) 药物与血浆蛋白的结合能力对药物分布的影响　老年人由于脏器功能衰退,往往患多种疾病,需同时服用 2 种及以上的药物。由于不同药物对血浆蛋白结合具有竞争性置换作用,从而改变其他游离型药物的作用强度和(作用)持续时间。如保泰松和水杨酸可取代甲苯磺丁脲与蛋白的结合,使甲苯磺丁脲在常用剂量下即可因游离型药物浓度增高而导致低血糖。

3) 药物的代谢

药物的代谢(metabolism)是指药物在体内发生化学变化,又称生物转化。肝脏是药物代谢的主要器官。老年人肝血流量和细胞量比成年人低 40%～65%。肝脏微粒体酶系统的活性也随之下降,肝脏代谢速度只有年轻人的 65%。因此,药物代谢减慢,半衰期延长,易造成某些主要经肝脏代谢的药物蓄积。现已证实,老年人使用利多卡因、普萘洛尔、保泰松和异戊巴比妥后,血药浓度增高,半衰期延长。

值得注意的是,老年人肝脏代谢药物的能力改变不能采用一般的肝功能检查来预测,这是因为肝功能正常不一定说明肝脏代谢药物的能力正常。一般认为,血药浓度可反映药物作用强度,血浆半衰期可作为预测药物作用和用药剂量的指征。但是还应注意血浆半衰期并不能完全反映出药物代谢、消除过程和药物作用时间。如米诺地尔作为长效降压药,其血浆半衰期为 4.2 h,但降压效果可持续 3~4 天,这是药物与血管平滑肌结合,使其作用持续时间远远超过根据血浆半衰期所预测的时间。

图 7-1 为格列酮类药物增加胰岛素敏感性的作用机制。

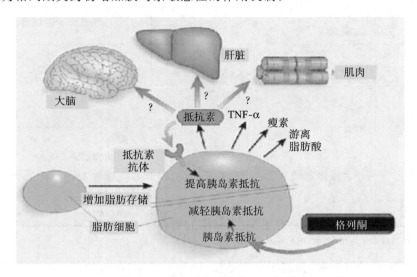

图 7-1　格列酮类药物增加胰岛素敏感性的作用机制

4)药物的排泄

药物的排泄(excretion)是指药物在老年人体内经吸收、分布、代谢后,最后以药物原形或其代谢物的形式通过排泄器官或分泌器官排出体外的过程。肾脏是大多数药物排泄的重要器官。老年人肾功能减退,包括肾小球滤过率降低、肾血流量减少、肾小管的主动分泌功能和重吸收功能降低。这些因素均可使主要由肾以原形排出体外的药物蓄积,表现为药物排泄时间延长,清除率降低。老年人常见代谢或排泄减少的药物见表 7-1。

表 7-1　老年人常见代谢或排泄减少的药物

药物类别	在肝内代谢减少	经肾脏排泄减少
抗生素	—	阿米卡星　庆大霉素 妥布霉素　环丙氟哌酸 呋喃妥因　链霉素
止痛药和抗炎药	右丙氧芬　布洛芬 哌替啶　吗啡 萘普生	—
精神活性药	阿普唑仑[+]　三唑仑[+]　氯氮草 地西泮　丙咪嗪　地昔帕明[+] 去甲替林　曲唑酮　苯二氮草类 巴比妥类	利司培酮[++]

续表

药物类别	在肝内代谢减少	经肾脏排泄减少
心血管药	氨氯地平 硝苯地平 地尔硫䓬 维拉帕米 利多卡因[+] 奎尼丁 普萘洛尔 茶碱	卡托普利 依那普利 赖诺普利 喹那普利 地高辛 普鲁卡因胺 N-乙酰普鲁卡因酰胺
利尿剂	—	呋塞米 氢氯噻嗪 氨苯蝶啶 阿米洛利
其他	左旋多巴	金刚烷胺 氯磺丙脲 西咪替丁 雷尼替丁 甲氨蝶呤

注:[+]表示只在男性老年人中;[++]表示 9-羟基利司培酮是其活性代谢产物。

　　总之,老年人肾功能减退,血浆半衰期延长,用药剂量应减少,给药间隔应适当延长,特别是药物以原形排泄、治疗指数窄的药物,如地高辛、氨基糖苷类抗生素尤需引起注意。老年人如有脱水、低血压、心力衰竭或其他病变时,可进一步损害肾功能,故用药更应小心,最好能监测血药浓度。

　　2. 老年药效学特点

　　老年药物效应动力学(pharmacodynamics in the elderly)简称老年药效学,是研究药物对机体的作用及作用机制的学科。老年药效学改变是指机体效应器官对药物的反应随年龄增长而发生的改变。老年药效学改变的特点:对大多数药物的敏感性增高、作用增强,对少数药物的敏感性降低,药物耐受性下降,药物不良反应发生率增加,用药依从性降低。老化对药物效应的影响见表 7-2。

表 7-2　老化对药物效应的影响

药物类别	药　　物	作　　用	老化的影响
止痛药	阿司匹林	急性胃十二指肠黏膜损伤	↔
	吗啡	急性止痛作用	↑
	喷他佐辛	止痛作用	↑
精神活性药	地西泮	镇静作用	↑↑
	替马西泮	精神运动作用、镇静作用	↑
	三唑仑	镇静作用	↔
	氟哌啶醇	急性镇静作用	↓
	苯海拉明	精神动力功能	↔

续表

药物类别	药物	作用	老化的影响
心血管药	腺苷	心率效应	←→
		血管扩张	←→
	血管紧张素Ⅱ	血压升高	↑
	地尔硫䓬	急性降高血压作用	↑
	非洛地平	降高血压作用	↑
	维拉帕米	急性降高血压作用	↑
	依那普利	急性降高血压作用	↑
	哌唑嗪	急性降高血压作用	←→
	多巴胺	增加肌酐清除率	↓
	组胺	血管扩张	←→
	异丙肾上腺素	变速作用	↓
		喷射分数	↓
		血管扩张	↓
	硝酸甘油	血管扩张	←→
	去甲肾上腺素	急性血管收缩	←→
	去氧肾上腺素	急性降高血压作用	←→
		急性血管收缩	←→
	普萘洛尔	变速作用	↓
	噻吗洛尔	变速作用	←→
支气管扩张剂	沙丁胺醇	支气管扩张	↑
	异丙托溴铵	支气管扩张	↓
利尿剂	布美他尼	利尿和钠排泄	↓
	多巴胺	肌酐清除率	↓
	呋塞米	高峰利尿效应的延缓和强弱	↓
抗凝血药	肝素	激活部分凝血活酶时间	←→
	华法林	凝血酶原时间	↑
口服降糖药	格列本脲	慢性降血糖作用	←→
	甲苯磺丁脲	急性降血糖作用	↓
其他	阿托品	胃排空减少	←→
	左旋多巴	由于不良反应,剂量限制	↑
	甲氧氯普胺	镇静作用	←→

注:←→表示无变化;↑表示增加;↓表示减少。

老年药效学改变的另一特点是对药物的耐受性降低,尤其是女性。具体表现如下。

(1)多药合用耐受性明显下降　老年人单一用药或少数药物合用的耐受性较多药合用为好,如利尿剂、镇静药各一种并分别服用,耐受性较好,能各自发挥预期疗效。但若同时合用,则病人不能耐受,易出现体位性低血压。

(2)对易引起缺氧的药物耐受性差　因为老年人呼吸系统、循环系统功能降低,应尽量避免使用这类药物。如哌替啶对呼吸有抑制作用,禁用于患有慢性阻塞性肺气肿、支气管哮喘、肺源性心脏病等的病人，慎用于老年病人。

（3）对排泄慢或易引起电解质失调的药物耐受性下降　老年人由于肾调节功能和酸碱代偿能力较差，输液时应随时注意调整，对于排泄慢或易引起电解质失调药物的耐受性下降，故使用剂量宜小，间隔时间宜长，还应注意检查药物的肌酐清除率。

（4）对肝脏有损害的药物耐受性下降　老年人肝功能下降，对利血平及异烟肼等损害肝脏的药物耐受性下降。

（5）对胰岛素和葡萄糖耐受力降低　由于老年人大脑耐受低血糖的能力较差，易发生低血糖昏迷。因此，要教会老年糖尿病病人和家属识别低血糖的症状，随身携带糖果、饼干和糖尿病卡，便于发生意外时的救治。

二、老年人常见的药物不良反应和原因

1. 老年人常见的药物不良反应

1）老年人常见的药物不良反应

药物不良反应（adverse drug reaction，ADR）是指在常用量情况下，由于药物或药物相互作用而发生与防治目的无关的不利或有害反应，包括药物副作用、毒性作用、变态反应和继发反应等。老年人常见的药物不良反应如下。

（1）精神症状　中枢神经系统，尤其大脑最易受药物作用的影响。老年人中枢神经系统对某些药物的敏感性增高，可引起精神错乱、抑郁和痴呆等。如：吩噻嗪类、洋地黄、降压药和消炎痛等可引起老年抑郁症；中枢抗胆碱药安坦，可致精神错乱；老年痴呆病人使用中枢抗胆碱药、左旋多巴或金刚烷胺，可加重痴呆症状。

（2）体位性低血压　体位性低血压又称直立性低血压，老年人血管运动中枢的调节功能没有年轻人灵敏，压力感受器发生功能障碍，即使没有药物的影响，也会因为体位的突然改变而产生头晕。使用降压药、三环类抗抑郁药、利尿剂、血管扩张药时，尤其易发生体位性低血压，需特别注意。

（3）耳毒性　老年人由于内耳毛细胞数目减少，听力有所下降，易受药物的影响，而产生前庭损害症状和听力下降。年老体弱者应用氨基糖苷类抗生素和多黏菌素可致第八对脑神经损害。前庭损害的主要症状有眩晕、头痛、恶心和共济失调；耳蜗损害的症状有耳鸣、耳聋。由于毛细胞损害后难以再生，故可产生永久性耳聋，所以老年人使用氨基糖苷类抗生素时应减量，最好避免使用此类抗生素和其他影响内耳功能的药物。

（4）尿潴留　三环类抗抑郁药和抗帕金森病药有副交感神经阻滞作用，老年人使用这类药物可引起尿潴留，而伴有前列腺增生及膀胱颈纤维病变的老年人尤易发生。所以在使用三环类抗抑郁药时，开始应以小剂量分次服用，然后逐渐加量。患有前列腺增生的老年人，使用速尿、利尿酸等强效利尿剂也可引起尿潴留，在使用时应加以注意。

（5）药物中毒　老年人各个重要器官的生理功能减退，60岁以上老年人的肾脏排泄毒物的功能比25岁时下降20%，70～80岁时与25岁相比下降40%～50%。肝血流量60岁以上老年人比年轻时下降40%，解毒功能也相应降低。因此，老年人用药容易中毒。

2）老年人服用危险性增高的药物

老年人由于各器官组织结构与生理功能出现退行性改变，服用某些药物中毒的危险性增加。老年人服用危险性增高的常见药物见表7-3。

表 7-3　老年人服用危险性增高的常用药物

药物类别	药物	高危险因素
止痛药	吲哚美辛	目前所有非甾体抗炎药(NSAID)中,吲哚美辛引起的中枢神经系统不良反应如头痛、眩晕等,最为严重
	保泰松 哌替啶	保泰松可抑制骨髓引起粒细胞减少,甚至再生障碍性贫血。哌替啶不是有效的口服止痛药,与其他阿片类药比较,有许多的缺点
	喷他佐辛	喷他佐辛是阿片受体的激动剂,可引起许多中枢神经系统不良反应(如神志模糊、幻觉等),且比其他阿片类药常见
镇静催眠药	苯二氮䓬类	老年人对苯二氮䓬类药敏感性增加。较小剂量才是有效的、安全的,如阿普唑仑 2 mg,劳拉西泮 2 mg,奥沙西泮 60 mg,替马西泮 15 mg,三唑仑 0.25 mg
		氯氮䓬、地西泮、氟西泮和硝西泮在老年人中的半衰期长,造成镇静作用延长,增加老年人跌倒和骨折的危险
	巴比妥类	在老年人中用药,巴比妥类比其他大多数镇静催眠药引起更多的不良反应,且极易成瘾,除非为了控制惊厥,否则慎用
	苯海拉明	苯海拉明是一种很强的抗胆碱能药,老年人用药后易引起长时间的头晕等,通常不作为安眠药
	甲丙氨酯	甲丙氨酯是非苯二氮䓬类的抗焦虑药,老年人长期使用可成瘾,须逐渐减量停药
抗抑郁药	阿米替林 多虑平 丙咪嗪	有强抗胆碱能作用和镇静作用,在老年人中很少选用为抗抑郁药
心血管药	地高辛	在老年人中地高辛经肾脏排泄减少,易引起药物蓄积
	双嘧达莫	双嘧达莫在老年人中使用常引起体位性低血压
	丙吡胺	丙吡胺在所有抗心律失常药物中,具有最强的负性收缩力作用。在老年人中使用可导致心力衰竭
	甲基多巴	甲基多巴可引起心动过缓,在老年人中可促发抑郁症
	利血平	利血平可引起老年人抑郁症、镇静作用和体位性低血压
胃肠解痉药	颠茄碱 莨菪碱	胃肠解痉药具有高度抗胆碱能作用,易引起老年人中毒,其有效剂量老年人不一定能够耐受
抗组胺药	溴苯那敏 氯苯那敏 曲吡那敏 苯海拉明 赛庚啶 羟嗪 异丙嗪	许多抗组胺药有很强的抗胆碱能作用,所以老年人要选用较安全的替代药
降糖药	氯磺丙脲	氯磺丙脲在老年人中半衰期延长,能引起持久、严重的低血糖

2. 老年人药物不良反应发生率高的原因

老年人由于药物代谢动力学的改变,各系统、器官功能及代偿能力逐渐衰退,机体耐受性降低,患病率上升,对药物的敏感性发生变化,药物不良反应发生率增高。据统计表明,50～60

岁病人的药物不良反应发生率为 14.14%,61~70 岁为 15.17%,71~80 岁为 18.13%,80 岁以上为 24.10%。老年人药物不良反应发生率高的原因如下。

（1）同时接受多种药物治疗　老年人常患多种疾病,接受多种药物治疗,易产生药物的相互作用。现已确认,老年人药物不良反应的发生率与用药品种呈正相关。据统计,同时用药 5 种以下者,药物不良反应发生率为 6%~8%,同时用 6~10 种时发生率升至 40%,同时用 15 种以上时,发生率升至 70%~80%。

（2）药动学和药效改变　老年人药物代谢和排泄能力减弱、肾功能减退,使具有药理活性的代谢产物蓄积,易引起药物不良反应。老年人所用药物在血液和组织内的浓度发生改变,导致药物作用增强或减弱,在药效欠佳时,临床医生常加大剂量,使老年人药物不良反应发生率增高。此外,老年人机体内环境稳定性减退,中枢神经系统对某些药物特别敏感,镇静药易引起中枢神经过度抑制;老年人免疫功能下降,使药物变态反应发生率增加。

（3）滥用非处方药　有些老年人常因缺乏医药知识,擅自服用或滥用滋补药、保健药、抗衰老药和维生素,用药的次数和剂量不当,易产生药物不良反应。

三、老年人的用药原则

1985 年 WHO 在肯尼亚首都内罗毕召开了合理用药专家会议,并将合理用药定义为"合理用药要求病人接受的药物适合其临床的需要,药物剂量应符合病人的个体化要求,疗程适当,药物对病人及其社区最为低廉。"一般认为,合理用药包含三个基本要素:安全、有效和经济。老年人由于各器官储备功能及身体内环境稳定性随年龄增长而衰退,因此,对药物的耐受程度及安全幅度均明显下降。据有关资料统计,在 41~50 岁的病人中,药物不良反应的发生率是 12%,80 岁以上的病人的发生率上升到 25%。塞在金教授推荐的老年人用药五大原则可作为临床合理用药的指南。

1. 受益原则

受益原则首先要求老年人用药要有明确的适应证。其次,要求用药的受益/风险值＞1。只有治疗好处大于风险的情况下才可用药,有适应证而用药的受益/风险值＜1 者,不用药,同时选择疗效确切而毒副作用小的药物。例如,无危险因素的非瓣膜性心房纤颤的成年人,若用抗凝治疗并发出血危险发生率每年约为 1.3%,而未采用抗凝治疗每年发生脑卒中发生率仅为 0.6%,因此,对这类病人不需抗凝治疗。又例如,对于老年人的心律失常,当既无器质性心脏病又无血流动力学障碍时,长期用抗心律失常药可使死亡率增加,因此,应尽可能不用或少用抗心律失常药。选择药物时要考虑到既往疾病及各器官的功能情况,对有些病症可以不用药物治疗则不要急于用药,如失眠、多梦老年人,可通过避免晚间过度兴奋的因素如抽烟、喝浓茶等来改善。

2. 五种药物原则

许多老年人多病共存,老年人平均患有 6 种疾病,常常多药合用,平均 9.1 种药合用,多者达 36 种。过多使用药物不仅增加经济负担,减少依从性,而且还增加药物相互作用。有资料表明,2 种药合用可使药物相互作用增加 6%;5 种药增加 50%;8 种药增加 100%。并非所有药物的相互作用都能引起药物不良反应,但无疑会增加潜在的危险性。40% 的非卧床老年人处于药物相互作用的危险之中,其中 27% 的老年人处于严重危险中。联合用药品种越多,药物不良反应发生的可能性越高。用药品种要少,最好五种以下,治疗时分轻重缓急。

执行五种药物原则时要注意:①了解药物的局限性,许多老年性疾病无相应有效的药物治疗,若用药过多,药物不良反应的危害反而大于疾病本身。②抓主要矛盾,选主要药物治疗。凡疗效不明显、耐受力差、未按医嘱服用药物应考虑终止,病情不稳定可适当放宽,病情稳定后要遵守五种药物原则。③选用具有兼顾治疗作用的药物:如高血压合并心绞痛者,可选用 β 受体阻滞剂及钙拮抗剂;高血压合并前列腺肥大者,可用 α 受体阻滞剂。④重视非药物治疗。⑤减少和控制服用补药。老年人并非所有自觉症状、慢性病都需药物治疗。如轻度消化不良、睡眠欠佳等,只要注意饮食卫生,避免情绪波动均可避免用药。治疗过程中若病情好转、治愈或达到疗程时应及时减量或停药。

3．小剂量原则

中国药典规定老年人用药量为成人药量的 3/4;一般开始用成人药量的 1/4～1/3,然后根据临床反应调整剂量,直至出现满意疗效而无药物不良反应为止。剂量要准确适宜,老年人用药要遵循从小剂量开始逐渐达到适宜于个体的最佳剂量。有学者提出,从 50 岁开始,每增加 1 岁,剂量应比成人药量减少 1%,60～80 岁应为成人药量的 3/4,80 岁以上为成人药量的 2/3 即可。只有把药量掌握在最低有效量,才是老年人的最佳用药剂量。老年人用药剂量的确定,要遵守剂量个体化原则,主要根据老年人的年龄、健康状况、体重、肝肾功能、临床情况、治疗反应等进行综合考虑。

4．择时原则

择时原则即选择最佳时间服药。根据时间生物学和时间药理学的原理,选择最合适的用药时间进行治疗,以提高疗效和减少毒副作用。因为许多疾病的发作、加重与缓解都具有昼夜节律的变化,例如,夜间容易发生变异性心绞痛、脑梗死和哮喘,类风湿性关节炎常在清晨出现关节僵硬等。药代动力学也有昼夜节律的变化。因此,进行择时治疗时,主要根据疾病的发作、药代动力学和药效学的昼夜节律变化来确定最佳用药时间。老年人的常用药物最佳用药时间见表 7-4。

表 7-4　老年人的常用药物最佳用药时间

药物名称	用 药 时 间
降压药	治疗非杓型高血压病应在晚上服用长效降压药 治疗杓型高血压病应在早晨服用长效降压药
抗心绞痛药	治疗变异型心绞痛主张睡前用长效钙拮抗剂 治疗劳力型心绞痛应早晨用长效硝酸盐、β 受体阻滞剂及钙拮抗剂
降糖药	优降糖、糖适平在饭前半小时用药 二甲双胍应在饭后用药 拜糖平与食物同服

5．暂停用药原则

老年人在用药期间,应密切观察,一旦出现新的症状,应考虑为药物的不良反应或是病情进展。前者应停药,后者则应加药。对于服药的老年人出现新的症状,停药受益可能多于加药受益。因此,暂停用药是现代老年病学中最简单、有效的干预措施之一。

四、老年人安全用药的护理

随着年龄的增长,老年人记忆力减退,学习新事物的能力下降,对药物的治疗目的、服药时间、服药方法常不能正确理解,影响用药安全和药物治疗的效果。因此,指导老年人正确用药是护理人员的一项重要服务。

1. 全面评估老年人用药情况

（1）用药史　详细评估老年人的用药史,建立完整的用药记录,包括既往和现在的用药记录、药物的过敏史、引起副作用的药物,以及老年人对药物的了解情况。

（2）各系统老化程度　仔细评估老年人各脏器的功能情况,如肝肾功能的生化指标。

（3）服药能力和作息时间　包括视力、听力、阅读能力、理解能力、记忆力、吞咽能力、获取药物的能力、发现不良反应的能力和作息时间。

（4）心理-社会状况　了解老年人的文化程度、饮食习惯、家庭经济状况,对当前治疗方案和护理计划的了解、认识程度和满意度,家庭的支持情况,对药物有无依赖、期望、恐惧等心理。

2. 密切观察和预防药物不良反应

老年人药物不良反应发生率高,护理人员要密切观察和预防药物的不良反应,提高老年人的用药安全。

（1）密切观察药物副作用　要注意观察老年人用药后可能出现的不良反应,及时处理。如对使用降压药的老年病人,要注意提醒其站立、起床时动作要缓慢,避免发生直立性低血压。

（2）注意观察药物矛盾反应　老年人在用药后容易出现药物矛盾反应,即用药后出现与用药治疗效果相反的特殊不良反应。如用硝苯地平治疗心绞痛反而加重心绞痛,甚至诱发心律失常。所以用药后要细心观察,一旦出现不良反应时宜及时停药、就诊,根据医嘱改服其他药物,保留剩余药物。

（3）用药从小剂量开始　用药一般从成年人剂量的 1/4 开始,逐渐增大至 1/3→1/2→2/3→3/4。同时要注意个体差异,治疗过程中要求连续性地观察,一旦发现不良反应,及时协助医生处理。

（4）选用便于老年人服用的药物剂型　对吞咽困难的老年人不宜选用片剂、胶囊制剂,宜选用液体剂型,如冲剂、口服液等,必要时也可选用注射给药。胃肠功能不稳定的老年人不宜服用缓释剂,因为胃肠功能的改变影响缓释药物的吸收。

（5）规定适当的服药时间和服药间隔　根据老年人的服药能力、生活习惯,给药方式尽可能简单,当口服药物与注射药物疗效相似时,则采用口服给药。许多食物和药物同时服用会导致彼此的相互作用而干扰药物的吸收。如含碳酸钙的制酸剂不可与牛奶或其他富含维生素 D 的食物一起服用,以免刺激胃液过度分泌或造成血钙、血磷过高。此外,如果给药间隔过长则达不到治疗效果,而频繁地给药又容易引起药物中毒。因此,在安排服药时间和服药间隔时,既要考虑老年人的作息时间又应保证有效的血药浓度。

（6）其他预防药物不良反应的措施　由于老年人用药依从性较差,当药物未能取得预期疗效时,更要仔细询问病人是否按医嘱服药。对长期服用某一种药物的老年人,要特别注意监测血药浓度。对老年人所用的药物要进行认真的记录并注意保存。

3. 提高老年人服药依从性

老年慢性疾病病人治疗效果不满意,除病因、发病机制不明,缺乏有效的治疗药物外,还有一个不容忽视的问题,就是病人服药的依从性差。老年人由于记忆力减退,容易忘记服药或错服药,经济收入减少,生活相对拮据,担心药物副作用,家庭社会的支持不够等原因,导致服药依从性差。提高老年人服药依从性的护理措施如下。

（1）加强药物护理　①对住院的老年人,护理人员应严格执行给药操作规程,按时将早晨空腹服、食前服、食时服、食后服、睡前服的药物分别送到病人床前,并照顾其服下。②对出院带药的老年人,护理人员要通过口头和书面的形式,向老年人解释药物名称、用量、作用、副作用和用药时间。用字体较大的标签注明用药的剂量和时间,便于老年人记忆。此外,社区护士定期到老年人家中清点其剩余药片的数目,也有助于提高老年人的服药依从性。③对空巢、独居的老年人则需加强社区护理干预。可将老年人每天需要服用的药物放置在专用的塑料盒内,盒子有四个小格,每个小格标明服药的时间,并将药品放置在醒目的位置,促使老年病人养成按时服药的习惯。④对于精神异常或不配合治疗的老年人,护理人员需协助和督促病人服药,并确定其已将药物服下。病人若在家中,应要求家属配合做好协助督促工作,可通过电话追踪,确定病人的服药情况。⑤对吞咽障碍与神志不清的老年人,一般通过鼻饲管给药。对神志清楚但有吞咽障碍的老年人,可将药物加工制作成糊状物后再给予。⑥对于外用药物,护理人员应进行详细说明,并在盒子外贴红色标签,注明外用药不可口服,并告知家属。

(2)开展健康教育　护理人员可通过借助宣传媒介,采取专题讲座、小组讨论、发宣传材料、个别指导等综合性教育方法,通过门诊教育、住院教育和社区教育三个环节紧密相扣的全程健康教育计划的实施,反复强化老年人循序渐进学习疾病相关知识,提高病人的自我管理能力和服药依从性。

(3)建立合作性护患关系　护理人员要鼓励老年人参与治疗方案与护理计划的制订,请老年人谈对病情的看法和感受,让老年人知道每种药物在整个治疗方案中的轻重关系,倾听老年人的治疗意愿,注意老年人是否非常关注费用。与老年人建立合作性护患关系,使老年人对治疗充满信心,形成良好的治疗意向,可提高病人的服药依从性。

(4)行为的治疗措施　①行为监测:要求老年人记服药日记、病情自我观察记录等。②刺激与控制:将老年人的服药行为与日常生活习惯联系起来,如设置闹钟提醒服药时间。③强化行为:当老年人服药依从性好时及时给予肯定,依从性差时及时给予批评。

(5)药品管理　帮助老年人保管药品,定期整理药柜,保留常用药和正在服用的药物,丢弃过期变质的药品。

4.加强药物治疗的健康指导

(1)加强老年人用药的解释工作　护理人员要以老年人能够接受的方式,向其解释药物的种类、名称、用药方式、药物剂量、药物作用、不良反应和期限等,必要时,以书面的方式,在药袋上用醒目的颜色标明用药的注意事项。此外,要反复强调正确服药的方法和意义。

(2)鼓励老年人首选非药物性措施　老年人如果能以其他方式缓解症状的,暂时不要用药,如失眠、便秘和疼痛等,应先采用非药物性的措施解决问题,将药物中毒的危险性降至最低。

(3)指导老年人不随意购买及服用药物　一般健康老年人不需要服用滋补药、保健药、抗衰老药和维生素。只要注意调节好日常饮食,注意营养,科学安排生活,保持平衡的心态,就可达到健康长寿的目的。对体弱多病的老年人,要在医生的指导下,辨证施治,适当服用滋补药。

(4)加强家属的安全用药知识教育　对老年人进行健康指导的同时,还要重视对其家属进行有关安全用药知识的教育,使他们学会正确协助和督促老年人用药,防止发生用药不当造成的意外。

(胡小平　肖惠敏)

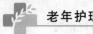直通护考

A₁型题

1. 有关老年人药物代谢的特点不正确的说法是( )。

A. 药物消除快　　　　　　　　B. 老年人胃内 pH 值升高　　　　C. 胃肠蠕动速度减慢

D. 肾小球滤过率降低　　　　　E. 肝脏重量减轻、白蛋白合成减少

2. 中国药典规定,一般老年人用药的剂量是( )。

A. 成人剂量　　　　　　　　　B. 成人剂量的 1/4　　　　　　　C. 成人剂量的 3/4

D. 按体重计算　　　　　　　　E. 成人剂量的 2 倍

3. 老年人服药依从性的原因不包括( )。

A. 经济条件　　　　　　　　　B. 害怕药物副作用　　　　　　　C. 记忆力减退

D. 不理解处方的要求　　　　　E. 肝肾功能减退

4. 有首过效应的给药途径是( )。

A. 口服给药　　B. 吸入给药　　C. 静脉给药　　D. 经皮给药　　E. 肌内注射给药

项目八 老年人常见健康问题与护理

 学习目标

1. 掌握老年人常见健康问题的护理原则及方法。
2. 熟悉老年人常见健康问题产生的原因,了解老年人各系统的老化改变特点。
3. 了解老年人常见健康问题的护理诊断及护理目标。
4. 培养关爱老年人、预防为主的护理观念。

案例导入

杨奶奶,77岁,家人说老人身体一直挺好,就是最近半年多说话习惯明显有变化,喜欢大声说话,还经常要求家人重复说过的话。

请思考:老人出现了什么问题?如何帮助老人及家人解决问题?

一、各系统的老化改变

在生命的过程中,人体各系统的器官组织经历着生长、发育、衰老、死亡的必然进程。随着年龄的增长,人体各器官和组织细胞逐渐发生形态、功能和代谢等一系列变化,出现退行性改变或功能衰退状态,即生理性衰老。进入老年期后,各器官生理功能衰退速度加快,使老年人容易发生疾病。了解老年人各系统的变化特点和老化特征,对维护和促进老年人的身体健康具有重要意义。

1. 呼吸系统

(1)鼻　鼻是人体呼吸道的门户和嗅觉器官,对吸入的气体有加温、加湿、清洁和过滤的作用。老年人鼻黏膜变薄,嗅觉功能减退;腺体萎缩,分泌功能减退;鼻道变宽,鼻黏膜的加温、加湿和防御功能下降,容易患鼻窦炎及呼吸道感染;呼吸道比较干燥,血管脆性增加及收缩力差,容易发生血管破裂而出血。

(2)咽、喉　人体的咽喉黏膜上皮与固有膜内有丰富的淋巴组织,是呼吸道的重要防御屏障。老年人的咽喉黏膜和淋巴组织萎缩,特别是腭扁桃体明显萎缩,所以老年人容易患下呼吸道感染。吞咽动作是舌、腭、咽、喉、食管等的许多肌肉和神经协调参加的反射性动作。老年人咽喉黏膜、肌肉退行性变或神经通路障碍时,会出现吞咽功能失调。在进食流质食物时易发生呛咳,有些高龄老年人甚至将食团误吸入咽部和气管,造成窒息。老年人咽喉黏膜变薄,上皮角化,甲状软骨钙化,防御反射变得迟钝,所以老年人患吸入性肺炎比年轻人多。喉老化的另一个表现是喉部肌肉和弹性组织萎缩,声带弹性下降,故老年人发音的洪亮度减弱。

(3)气管和支气管 老年人气管和支气管黏膜上皮和黏液腺退行性变,纤毛运动减弱,防御和清除能力下降,容易患老年性支气管炎。细支气管黏膜萎缩、黏液分泌增加,可导致管腔狭窄,增加气道内在阻力;同时细支气管壁弹性减退及其周围肺组织弹性牵引力减弱,在呼吸时阻力增高,使肺残气量增加,也可影响分泌物的排出,而易致感染。

(4)肺 老年人肺萎缩,硬度加大,弹性下降。老年人肺泡数量和肺泡壁弹力纤维逐渐减少,肺泡弹性下降,导致肺不能有效扩张,终末细支气管和肺泡塌陷,使肺通气不足。由于弹性纤维和胶原纤维减少,肺弹性回缩能力减弱,再加上气道阻力增加,使得肺顺应性增加,呼气末肺残气量增多,肺活量与最大呼气量减少。肺动脉壁随年龄增加可相继出现肥厚、纤维化、透明化等,肺静脉内膜硬化使肺血流量和肺动脉压力增高。进入老年后期肺活量逐渐降低,而残气量和功能残气量随着年龄增长而上升,使老年人的换气效率明显降低。肺毛细血管黏膜表面积减少,肺灌注流量减少,通气血流比例增加,肺泡与血液气体交换的能力降低。

(5)胸廓及呼吸肌 由于老年人普遍发生的骨质疏松、椎体下陷、脊柱后凸、胸骨前凸,引起胸腔前后径增大,出现桶状胸。肋软骨钙化使胸廓活动幅度受到限制,即自身胸廓弹性阻力变大或其顺应性变小,从而导致呼吸费力。胸壁肌肉弹性降低,肋间肌和膈肌出现迟缓症,进一步影响胸廓运动,从而使肺通气量和呼吸容量下降。膈肌收缩时,下降幅度每减少 1 cm,可使肺容积减少 250 mL。所以,即使健康的老年人在体力活动后也易引起胸闷、气短。这一改变也可造成咳嗽、排痰动作减弱,致使痰液不易咳出,造成呼吸道阻塞。老年人的免疫防御功能降低。呼吸道黏膜 sIgA、非特异性蛋白减少,纤毛受损,局部防御屏障减弱,抗病能力减弱,加上肺功能差,常有肺气肿,气管内分泌物不易排出,故老年人容易发生肺部感染,感染又可进一步导致肺功能的损害,严重时可引起呼吸衰竭。

2. 循环系统

1)心脏

随着年龄的增长,包绕在心脏外面的间质纤维、结缔组织增多,束缚了心脏的收缩与舒张。心脏瓣膜由于硬化和纤维化而增厚,柔韧性降低,影响了瓣膜的正常开放与关闭,从而产生狭窄及关闭不全,影响血流动力学变化,造成心功能不全。心肌纤维逐渐发生脂褐质沉积,使心肌呈褐色萎缩,心肌间结缔组织可轻微增加,心包膜下脂肪沉着增多,室壁肌肉老化程度不一或呈结节性收缩,导致心脏顺应性差,且随着主动脉和周围血管的老化,其顺应性也下降,进而影响心功能。心脏传导系统发生退行性变,窦房结内的起搏细胞数目减少到 78%～80%,老年人休息时心率减慢,60 岁时平均心率为 66 次/分,70 岁时平均为 62 次/分,80 岁时平均为 59 次/分。希氏束和束支连接部及左束支可见束支纤维丧失,是老年人容易发生传导障碍的原因。

2)心功能

(1)心肌收缩力减弱,心率减慢。老年人由于肌质网状组织不足,受体数目减少,使收缩时钙离子的释放以及舒张时钙离子的吸收均减慢,造成心肌收缩和舒张效力降低,心肌等长收缩和舒张期延长。

静脉回心血量减少,静脉回心血量依赖于周围静脉收缩和胸腔内负压。老年人因静脉壁弹性纤维和平滑肌成分改变,伴随血管周围群收缩力减弱,静脉腔变大和血流缓慢,使回心血量减少,从而影响心排血量。心室壁顺应性下降,使老年人心室舒张终末期压力明显高于年轻人,引起心排血量减少。另外,肥胖、吸烟和运动减少,也可使心排血量减少。

(2)左心室射血期随着年龄的增长而缩短,而射血前期则随之延长,间接地反映了老年人的心脏泵血功能低下。

(3)心脏的神经调节能力进行性下降,加上心肌细胞内脂褐质沉积,细胞外脂肪浸润以及传导组织细胞的丢失减少,导致老年人心功能降低和不稳定性增加,容易出现心律失常。同时,老年人在负荷情况下,心脏通过增加心率、增强心肌收缩力和增加心肌纤维长度与心室容量来增加心排血量,故在运动时耗氧增加。老年人心功能的代偿能力较差,一旦某些生化环境发生改变,如缺氧、酸中毒、低钾血症、高碳酸血症等均可增加心肌兴奋性而诱发心力衰竭。

(4)心功能的改变 通过对心电图的观察,可以发现70岁以上的老年人心电图常出现:①心电轴逐渐左偏;②房室传导时间延长;③缺血性S-T段下移;④T波倒置;⑤右束支传导阻滞;⑥过早搏动等。

3)血管

老年人的动脉、静脉和毛细血管均发生老化。如胶原蛋白、弹性蛋白及钙沉积使血管变硬、韧性降低、管腔缩小,周围血管阻力增加,使动脉血压波动过大,全身血流速度缓慢。

老年人血管壁弹性纤维减少,胶原纤维增多,动脉血管内膜逐渐发生粥样硬化,血管壁中层常钙化,使血管增厚、变硬,弹性减弱,外周阻力增加,导致血压上升。此种血压上升常常是收缩压升高,同时,外周血管的阻力增大也可使舒张压增高。另外,老年人血管硬化,植物神经对血压调节功能减弱,容易发生体位性低血压。由于动脉硬化,血管壁弹性降低和血管腔变窄,血管阻力增加,动脉搏动速度增快。因此,老年人容易患动脉硬化、冠心病、脑血管意外等疾病。

3. 消化系统

(1)唾液腺 老年人唾液腺萎缩,唾液分泌减少,每日分泌量仅为青年人的1/3,特别是在病理状态或使用某些药物时,唾液分泌更加减少,影响了口腔的自洁作用和对淀粉的消化作用;唾液分泌减少,使口腔黏膜萎缩,易于角化,常导致口干和说话不畅及影响食物的吞咽。

(2)口腔 老年人牙齿咬合面的釉质和牙本质逐渐磨损,牙龈萎缩,使牙根暴露;牙釉质变薄、发黄,使釉质下牙本质神经末梢外露,对冷、热、酸、甜、咸、苦、辣等刺激过敏,易产生酸痛;牙髓的暴露易引起疼痛,并易发生感染。牙槽骨萎缩,牙齿部分或全部脱落,一方面牙列变松,食物残渣易残留,使龋齿、牙龈炎的发病率上升;另一方面牙齿松动、脱落,使咀嚼能力大为下降,从而影响营养的吸收,容易发生营养不良。老年人味觉功能减退,对酸、甜、苦、咸的敏感性下降,特别对咸味感觉显著迟钝,同时,食欲下降会影响老年人对营养素的摄取。

(3)食管 老年人食管黏膜逐渐萎缩,黏膜固有层的弹力纤维增加,而发生不同程度的吞咽困难。食管非蠕动性收缩增强,伴食管下端括约肌松弛,活动减慢,而食管蠕动性收缩减少,使食管排空延迟,食管扩张,输送食物的功能减弱,可引起老年人进食减少、营养吸收困难。同时,因食管下段括约肌压力的下降,胃十二指肠内容物自发性反流,而使老年人发生反流性食管炎、食管癌的发病率增高。由于食管平滑肌的萎缩,使食管裂孔增宽,从而使老年人食管裂孔疝的发生率也增高。

(4)胃 胃黏膜变薄,平滑肌萎缩,弹性降低,胃腔扩大,易出现胃下垂。因血管硬化,胃黏膜供血不足,血流减少,使黏膜内的腺细胞减少或退化;老年人胃腺体萎缩,胃酸分泌减少,60岁胃酸分泌量下降到正常水平的40%~50%,对细菌杀灭作用减弱;胃蛋白酶原分泌减少,使胃消化作用减退,影响蛋白质、维生素、铁等营养物质的吸收,可导致老年人出现营养不良、缺铁性贫血。老年人胃蠕动减慢,胃排空时间延长,代谢产物、毒素不能及时排出,老年人容易发生慢性胃炎、胃溃疡、胃癌、消化不良、便秘等。

(5)肝、胆 肝脏实质细胞减少、变性,肝脏萎缩,使肝脏重量逐渐减少;随着肝细胞数的减少,可出现白蛋白降低,球蛋白增高,γ-谷氨酰转肽酶、碱性磷酸酶、乳酸脱氢酶等轻度增高;肝糖原减少,轻度脂肪变,吞噬功能下降;肝脏内结缔组织增生,容易造成肝纤维化和硬化。由于肝功能减退,药物在肝脏内代谢、排出速度减慢,易引起药物不良反应,甚至产生毒副作用。故老年人长期服用某些药物应考虑到老年人药物代谢动力学的改变,用药剂量一般应减少。胆囊不易排空,胆汁黏稠,胆固醇增多,易使胆汁淤积而发生胆结石。

(6)胰腺 胰腺位置降低,可达第2腰椎水平。胰腺重量逐渐减轻,30岁时为60~100 g,50岁后逐渐减轻,80岁时减至40 g。胰腺的外分泌腺功能下降,但胰淀粉酶、胰蛋白酶与年轻人相同,而脂肪酶减少,影响了老年人对脂肪的消化吸收,易产生脂肪泻。胰腺分泌胰岛素的生物活性下降,导致葡萄糖耐量下降,容易患老年性糖尿病。

(7)肠 小肠黏膜和肌层萎缩、肠上皮细胞数减少,肠黏膜皱襞粗大而杂乱,绒毛活动减弱,腺体萎缩,小肠液分泌减少,肠壁血管硬化,血液供给减少,使肠蠕动减弱,排空时间延迟。小肠吸收功能减退,易造成老年人吸收不良,甚至导致小肠功能紊乱,出现急性肠麻痹。结肠黏膜萎缩,肠腺形态异常,结肠壁的肌肉或结缔组织变薄,加之老年人活动减少,使肠内容物通过时间延长,水分重吸收增加,粪便坚硬,向前推进粪便的动力不足,直肠对扩张的敏感性降低,故老年人易发生便秘;老年人结肠壁肌肉或结缔组织变薄,加上结肠内压上升,易形成结肠憩室。骨盆底部肌肉及提肛肌无力,使直肠缺乏支托,在腹内压增高的情况下,促使直肠向下、向外脱出而发生直肠脱垂。

4. 泌尿系统

(1)肾脏 老年人肾实质在逐渐萎缩,肾脏的重量从成年期的250~270 g减少到80岁时的180~200 g。肾脏重量减少主要是肾皮质的减少,肾髓质的重量变化相对较少。肾小球的数量不断减少,到70~90岁时只有原来的1/2或1/3,并且可出现生理性肾小球硬化,年龄越大,肾小球硬化的比率就越高。随着年龄的增长,肾单位远侧扩张,并可发展为老年人常见的单纯性潴留囊肿。肾脏血管也发生明显的变化,表现为肾动脉粥样硬化,肾脏血流量减少;间质纤维化,可致肾锥体萎缩,纤维化引起肾小管梗阻后肾小球发生闭塞。人体肾脏功能大约从34岁开始下降,65岁以后下降速度加快。老年人机体对氨基酸和尿酸的清除率、肾小球滤过率、肾脏的浓缩与稀释功能均下降。老年人对钠代谢的调节能力受损,容易导致水钠潴留和急性肾衰竭。老年人前列腺素分泌减少,导致血管收缩,血流量减少;血浆肾素活性降低,使水钠失衡;血和尿中醛固酮减少,影响血流量;红细胞生成素减少,红细胞成熟与生成障碍可引起贫血。此外,肾脏是药物及其代谢产物排泄的重要途径。尽管大多数药物可在体内被代谢,但肾脏排泄下降常导致代谢产物蓄积,老年人易发生药物蓄积中毒,从而影响给药的安全性。

(2)输尿管 老年人输尿管平滑肌层变薄,支配肌肉活动的神经细胞减少,输尿管收缩降低,将尿液送入膀胱的速度减慢,并且尿液容易反流,引起肾盂肾炎。

(3)膀胱 膀胱肌肉萎缩,肌层变薄,纤维组织增生,使膀胱括约肌收缩无力,膀胱缩小,膀胱容量减少。50岁以后,膀胱容量比20岁时减少约40%,由于肌肉收缩无力,膀胱既不能充盈,也不能排空,故老年人容易出现尿外溢、残余尿增多、尿频、夜尿量增多等。又因膀胱肌肉纤维组织增生,造成流出道梗阻,在膀胱造影时可有小梁和憩室形成。老年人饮水减少,尿液中的代谢产物易在膀胱内积聚形成结石;结石在膀胱内被尿液冲击而滚动,长期刺激膀胱内壁,容易诱发膀胱癌。老年女性可因盆底肌肉松弛,膀胱出口处呈漏斗样膨出,常引起尿失禁。

(4)尿道　尿道肌肉萎缩、纤维化变硬、括约肌松弛,尿液流出速度减慢或排尿无力。由于尿道口充血肥大,尿道黏膜出现皱褶或狭窄,发生排尿困难。女性尿道腺体的腺上皮分泌黏液减少,尿道抗菌能力减弱,使老年女性泌尿系感染的发生概率增大。有些老年男性由于前列腺增生,压迫尿道引起尿路梗阻,更容易发生排尿不畅,甚至造成排尿困难。

5. 内分泌系统

(1)下丘脑　随着年龄的增长,下丘脑的重量减轻,血液供给减少,细胞形态发生改变。生理学方面的改变是单胺类含量和代谢的紊乱,引起中枢调控失常,由此也导致老年人各方面功能的衰退,故有人称下丘脑为"老化钟"。

(2)垂体　老年人垂体重量减轻,有些高龄老年人的垂体重量可减轻 20%,结缔组织增多。腺垂体分泌的生长激素随年龄增长而降低,老年人的生长激素下降到较低水平。老年人生长激素减少,可发生肌肉萎缩、脂肪增多、蛋白质合成减少和骨质疏松等。神经垂体分泌的抗利尿激素在老年期也减少,以致肾小管的再吸收减少,出现多尿现象。同时,抗利尿激素减少又可引起细胞内与细胞外水分的重新分配,老年人的泌尿昼夜规律发生改变,夜间尿量与尿电解质量增多。

(3)前列腺　前列腺于 40 岁后开始衰老,40～60 岁期间,主要发生在腺外区,60 岁后这种变化累及整个前列腺。这些变化与睾丸萎缩、性激素分泌紊乱有关。60 岁后出现前列腺良性增生,由于增生的腺体压迫尿道,导致尿道阻塞而引起排尿困难。前列腺素有防止凝血和扩张血管的作用,老年时期血中前列腺素含量减少,是发生动脉硬化的原因之一。

(4)性腺　老年男性睾丸供血减少,精子生成障碍,有活力精子减少。健康男性从 50～59 岁开始出现血清总睾酮和游离睾酮水平下降,到 85 岁时比年轻人下降约 35%,使老年人出现性功能减退。老年人是否出现更年期以及更年期开始的时间和临床表现的轻重、个体差异很大。另外,游离睾酮对骨密度的维持起重要作用,老年男性由于缺乏雄激素,对骨密度、肌肉、脂肪组织、造血功能会造成不利影响。老年女性卵巢发生纤维化,子宫和阴道萎缩,分泌物减少,乳酸菌减少,易发生老年性阴道炎。40 岁后,由于卵巢滤泡丧失,雌激素和孕激素分泌减少,可出现性功能和生殖功能减退,月经停止。由于雌激素减少,还可使老年女性出现更年期综合征的表现,如心血管方面有颜面潮红、头晕、出汗、畏寒、心悸;神经精神症状有焦虑、抑郁、疲乏、易激动、失眠、记忆力减退;泌尿生殖方面有尿急、尿频、尿痛、尿失禁、乳房萎缩、子宫内膜萎缩变薄等;代谢方面可有动脉粥样硬化、肥胖、关节肌肉疼痛、骨质疏松等。

(5)甲状腺　老年人甲状腺发生纤维化和萎缩,导致体积缩小,重量减轻,有淋巴细胞浸润和结节化。甲状腺素的生成率减少,以 T_3 最为明显。由于血中甲状腺素减少,蛋白质合成减少,使老年人基础代谢率下降。甲状腺的老化,给老年人带来了全身性变化,如基础代谢率下降、体温调节功能受损、皮肤干燥、怕冷、便秘、精神障碍、思维和反射减慢等。

(6)肾上腺　随着年龄的增长,肾上腺皮质变薄,出现多灶性增生,甚至有多发性小腺瘤形成。血清醛固酮水平下降,在应激状态下儿茶酚胺的分泌迟缓。由于老年人下丘脑-垂体-肾上腺系统功能减退,激素的清除能力明显下降,使老年人对外界环境的适应能力和应激反应能力均明显下降,表现为对过冷、过热、缺氧、创伤等耐受力减退,运动和体力劳动能力下降,体力劳动恢复所需的时间延长,使身体功能进一步降低,甚至引起疾病和死亡。

(7)胰岛　老年人胰岛萎缩,胰岛内有淀粉样沉积。老年人胰高血糖素分泌异常增加,使糖尿病特别是非胰岛素依赖型糖尿病的发病率增高。胰岛功能减退,使胰岛素分泌减少,血中胰岛素水平降低,细胞膜上胰岛素受体减少,使机体对胰岛素的敏感性下降,导致老年人葡萄糖耐量随年龄增高而降低,也是老年人糖尿病的发病率增高的原因之一。

6. 运动系统

1) 骨骼

老年人骨骼中的有机物质如骨胶原、骨粘连蛋白质含量减少或逐渐消失,骨质发生进行性萎缩。不论是骨质老化还是骨质疏松,骨的大小和外形均不发生改变,但骨骼中的矿物质在不断减少,内部构造方面出现明显的变化,如骨基质变薄,骨小梁减少并变细,以致骨质密度减少而导致骨质疏松,可出现脊柱弯曲、变短,身高降低。随着总骨量的减少,骨骼力学性能明显减退,甚至不能承受正常的生理负荷,骨骼容易发生变形和骨折。同时,骨细胞与其他组织细胞同时老化,使骨的新陈代谢缓慢,造成老年人骨的修复与再生能力逐渐减退。骨折愈合需要的时间较长,不愈合的比例增加。

2) 关节

老年人普遍存在关节的退行性改变,尤以承受体重较大的膝关节、腰和脊柱最明显。

(1)关节软骨　关节软骨面变薄,软骨粗糙、破裂,完整性受损,表面软骨成为小碎片,脱落于关节腔内,形成游离体,即"关节鼠",可使老年人在行走时关节疼痛;关节软骨变性,使连接与支持骨和关节的韧带、腱膜、关节囊因纤维化及钙化而僵硬,表现出关节活动受限;有时关节软骨全部退化,使老年人活动时关节两端的骨面直接接触而引起疼痛;另外在退化的关节软骨边缘出现骨质增生,形成骨刺,导致关节活动障碍更加明显。

(2)滑膜　老年人滑膜萎缩变薄,纤维增多,基质减少,滑膜的代谢功能减弱。滑膜下层的弹力纤维和胶原纤维均随退变而增多,引起滑膜表面和毛细血管的距离扩大,造成循环障碍,滑膜细胞的溶酶体活性下降,也可促使关节软骨变性,导致软骨的损害。

(3)滑液　滑液由血浆透析物和滑膜细胞所分泌的透明质酸构成。退变时滑液因减少而黏稠,悬浮有许多软骨碎片及断裂的绒毛。滑液中透明质酸减少,细胞数明显增多,并发滑膜炎症时,则滑液中有大量炎症细胞。

(4)关节软骨的营养和代谢障碍　关节软骨的营养供给可因关节受压而减少,营养的减少,使软骨进一步老化。

(5)椎间盘　连接于两椎体之间的椎间盘是由髓核及其周围的纤维环组成。颈部和腰部的椎间盘长期负重,承受各种冲击和挤压力,使纤维环中的纤维变粗,弹性下降、变硬,使椎间盘逐渐演变成一个软骨实体,加之椎间盘周围韧带松弛,使椎体活动时出现错动不稳等。上述因素刺激和压迫脊髓、神经、神经根及动脉,使一些老年人出现颈、腰椎病的症状和体征。

总之,关节软骨、关节囊、椎间盘及韧带的老化和退行性变,使关节活动范围随年龄增长而缩小,尤其是肩关节的后伸、外旋,肘关节的伸展,前臂的旋后,脊柱的整体运动,髋关节的旋转及膝关节伸展等活动明显受限。

3) 肌肉

随着年龄的增长,肌纤维萎缩、弹性下降,肌肉总量减少,30岁时男性肌肉占体重的43%,60岁以上仅占25%。这些变化使老年人容易疲劳,出现腰酸腿痛。由于肌肉强度、持久力、敏捷度持续下降,加上老年人脊髓和大脑功能的衰退,使老年人活动更加减少,最终导致老年人动作迟缓、笨拙,行走缓慢不稳等。老年人活动量减少,卧床不起,或限制在轮椅上活动,可进一步导致肌肉无力、老化。

7. 神经系统

（1）脑与神经元的改变　老年人脑的体积逐渐缩小，重量逐渐减轻。45岁以后，由于神经细胞变性和胶质增生，脑重量逐渐减轻，到60～70岁时脑重量为1200～1300 g，老年痴呆病人的脑重量减轻更加明显。脑萎缩主要见于大脑皮质，以额颞叶最明显。脑萎缩可引起蛛网膜下腔增大、脑室扩大、脑沟增宽、脑回变窄。智力良好的老年人极少发生严重的皮质萎缩。此外，轴突和树突也伴随神经元的变性而减少，使运动和感觉神经纤维传导速度减慢，老年人可出现步态不稳、蹒跚步态，或出现"拖足"状态，手的摆动幅度减小，转身时不稳，容易发生跌倒。

老年人脑血管的改变是动脉粥样硬化和血脑屏障退化。脑动脉粥样硬化常导致脑供血不足、脑梗死或脑血管破裂出血，导致脑组织软化、坏死。血脑屏障功能减弱，容易发生神经系统的感染性疾病。

在老年人的脑中还可见神经元纤维缠结、类淀粉物沉积、马氏小体、脂褐质沉积等改变。神经元纤维缠结最早发现于阿尔茨海默病病人的脑中，是指神经元纤维发生融合、增粗、扭曲、断裂或形成特征性的缠结；类淀粉物多沉积于脑膜血管的血管壁上，60岁后随年龄增长而加重，是脑老化的重要标志；马氏小体是一种核内包涵体，多位于脑干含色素核团如黑质、蓝斑的细胞核内，也可随年龄增长而增加，目前该小体也是老龄脑的标志之一；脂褐质又称老年色素，来自溶酶体和线粒体，多积聚在神经细胞浆内，脂褐质增加到一定程度时，会导致细胞萎缩和死亡。

此外，随着年龄的增长，脑内的蛋白质、核酸、脂类物质、神经递质等逐渐减少，其中神经递质的改变与老年性疾病有关。

（2）知觉功能的改变　随着脑血管的退行性变、脑血流量的减少及耗氧量的降低，老年人常出现记忆力减退、思维判断能力降低、反应迟钝等，但通常不会严重影响日常生活。正常老化时，已掌握牢固的知识或保留的观念一般不受影响，而痴呆病人的记忆力下降常是不可逆的且进行性加重。如果在常规检查时出现词汇和理解力缺陷，应对老年人进行完整的智能测定。

（3）反射功能的改变　老年人的反射易受抑制。肥胖或腹壁松弛，常使腹壁反射迟钝或消失；深反射如跟反射、膝反射、肱二头肌反射减弱或消失。老年人神经系统的生理性老化，很容易转化为病理性改变而出现一系列的神经精神疾病，常见的疾病有老年性痴呆、帕金森病、脑血管疾病等。

8. 感觉器官

1）皮肤

（1）皮肤脂肪减少，弹力纤维变性、缩短，使皮肤松弛、弹性差，出现皮肤皱纹，随着年龄的增长，皱纹逐渐增多而深。面部皱纹出现最早，尤其是额部皱纹；眼角外侧和颞部的皱纹呈放射状，称鱼尾纹，常被看作是年过40岁的标志；其次是上下眼睑和口唇周围的皱纹，50岁以后，口唇以下的皱纹及鼻唇沟也在逐渐加深，颈部皱纹有时比面部皱纹变化得更加显著。

（2）腺体减少，皮脂腺减少、萎缩，皮脂分泌减少，同时皮脂的成分也在改变，尤其在高年龄组显示胆固醇和鲨烯的增加，使皮肤表面干燥、粗糙、无光泽并伴有糠秕状脱屑，但也有部分老年人皮脂腺增生，皮肤显得光亮而油腻。汗腺减少，使汗液分泌减少，皮肤变得干燥，也降低了皮肤的排泄功能和体温调节功能。

（3）皮肤表皮层变薄，细胞层数变少，再生缓慢，一旦发生皮肤损伤，伤口不易愈合。皮肤变薄，皮肤抵抗力下降，易受机械、物理、化学等刺激而损伤，长期卧床的老年人易出现压疮等。

（4）皮肤色素沉着增加，尤其在生殖器和肛门区；皮肤上可出现许多的色素沉着性斑片，即老年性色素斑,多出现在颜面、四肢等暴露部位。

（5）皮肤中感受外界环境的细胞数减少,对冷、热、痛觉、触觉等反应迟钝。老年人皮肤温度比年轻人低 0.5～1.0 ℃,针对高温负荷温度上升率也较小;皮肤触觉敏感性降低,阈值提高;对痛觉的敏感性也降低。

（6）皮肤的毛细血管较稀疏,因此面部皮肤变得苍白。血管脆性增加,容易发生出血现象,如老年性紫癜。

2）眼和视觉

由于眼部肌肉弹性减弱,眼眶周围脂肪减少,老年人可出现眼睑皮肤松弛,上眼睑下垂;下眼睑可发生脂肪袋状膨出,即眼袋。由于血液循环障碍、内分泌及交感神经系统失调等原因,老年人可出现眼球下陷。泪腺分泌泪液减少,覆盖角膜表面的液体减少,使角膜失去光泽。

眼内结构的改变如下。

（1）角膜的直径轻度变小或呈扁平化,使角膜的屈光力减退而引起远视及散光。角膜表面的微绒毛显著减少,导致角膜干燥及角膜透明度减低。60 岁以后在角膜边缘基质层出现灰白色环状类脂质沉积,称"老人环"。

（2）晶状体调节功能和聚焦功能逐渐减退,视近物能力下降,出现"老视"。晶体中非水溶性蛋白逐渐增多而出现晶体混浊,使晶体的透光度减弱,增加了老年性白内障的发病率。晶状体悬韧带张力降低,使晶体前移,有可能使前房角关闭,影响房水回流,导致眼压升高。病理性眼压升高可引起视神经损害和视力障碍,发生青光眼。

（3）玻璃体的老化主要表现为液化和玻璃体后脱离。随着年龄的增长,玻璃体液化区不断扩大。玻璃体后脱离可引起视网膜剥离,同时玻璃体因衰老而失水,色泽改变,包涵体增多,可引起"飞蚊症"。

（4）视网膜的老化主要是视网膜周边带变薄,出现老年性黄斑变性。另外,视网膜血管变窄、硬化,甚至闭塞,色素上皮层细胞及其细胞内的黑色素减少,脂褐质增多,使视力显著下降。视网膜色素上皮层变薄和玻璃体的牵引,增加了老年人视网膜剥离的危险。

（5）老年期瞳孔括约肌的张力相对增强,使瞳孔处于缩小状态,进入眼内的光线逐渐减少,使视野明显缩小。因此,老年人对强光特别敏感,到室外时往往感觉耀眼,由明到暗时感觉视物困难,并可能诉说视物不明亮。

（6）老年人血管硬化变性,影响对眼的血液供给,导致睫状肌萎缩,也可导致视网膜变薄、黄斑变性、视力减退。随着晶体老化和睫状肌调节功能减退,可出现老视。若老年人原有近视则老视出现较晚。

3）听觉

（1）首先出现的是耳廓软骨和软骨膜的弹性纤维减少,弹性减退,容易受到外伤因素的损害。耳廓表面皱襞松弛,凹窝变浅,收集声波和辨别声音方向的能力降低。

（2）外耳道的神经末梢日趋萎缩而导致感音迟钝,中耳和内耳的骨质逐渐变硬和增生,鼓膜和卵圆窗上的膜变厚、变硬,失去弹性。听神经功能逐渐减退,声波从内耳传至脑部的功能发生障碍,使老年人听力逐渐丧失,导致老年性耳聋。

（3）内耳血管的管壁增厚、管腔缩小,导致内耳缺血,使内耳的功能发生改变,促使老年性耳聋的发生和发展。首先从高音频听力减弱开始,随着听力敏感度的普遍下降,常常需要说话者大声说话,但此时老年人又会感到刺耳不适,同时伴有耳鸣。耳鸣呈高频性,开始为间断性,以后逐渐发展成持续性。

（4）听觉高级中枢对音频信号的分析减慢，反应迟钝，定位功能减退，造成在噪音环境中听力障碍明显。

4）味觉

随着年龄的增长，味蕾逐渐萎缩，数量逐渐减少，味觉功能逐渐减退。口腔黏膜细胞和唾液腺发生萎缩，唾液分泌减少，口腔较干燥，也会造成味觉功能的减退。老年人活动减少，机体代谢缓慢，可造成食欲缺乏，食而无味，影响机体对营养物质的摄取，还可增加老年性便秘的可能性。有时为了提高老年人对食物的敏感性，往往在烹饪时增加盐或糖的数量，而过量摄入盐、糖，对老年人尤其是患有糖尿病或心血管疾病的人是十分不利的。

5）嗅觉

老年人嗅神经数量减少、萎缩、变性。50岁以后，嗅觉的敏感性逐渐减退，嗅觉开始迟钝，同时，对气味的分辨能力下降，男性尤为明显。嗅觉功能的减退，也可造成食欲缺乏，从而影响机体对营养物质的摄取。

二、老年人常见健康问题与护理

（一）跌倒

跌倒（fall）是指无论是否可以避免，在平地行走或从稍高处摔倒在地并造成伤害。据调查，65岁以上的老年人有1/3每年跌倒一次，并且跌倒的发生率随年龄增长而有增加的趋势。意外事故是老年人死亡的最常见原因，而跌倒被认为是最常见的意外事故。老年人跌倒易造成下肢骨折，其不仅要遭受手术治疗带来的创伤、骨折本身的痛苦，更重要的是，很多老年人被迫长期卧床，发生压疮、肺炎、肌肉萎缩、下肢静脉血栓等并发症，甚至因此而死亡。跌倒对老年人的身体产生严重伤害的同时也给心理上带来负面影响，并导致医疗费用大大增加，给家庭和社会带来很大的负担，所以应引起我们足够的重视。

【护理评估】

1. 健康史

老年人跌倒是内因与外因共同作用的结果。因此，首先应了解老年人的相关情况。

1）内因

人体行走时保持稳定状态与前庭感知空间位置、深度觉、本体觉、视力、肌力、关节的灵活性等因素有关。上述器官、脏器发生退行性改变，加上心脑血管疾病、精神疾病、骨关节炎等，就破坏了原有的稳定状态，跌倒的危险性大大增加。

（1）生理因素　随着年龄的增长，老年人的前庭感觉功能、本体觉、深度觉均在减退，视力下降、反应迟缓、中枢神经系统和周围神经系统的控制能力下降，下肢肌力减弱，夜尿（每晚大于2次），使跌倒的危险性明显上升。

（2）病理因素　精神状况缺失（定向不良或痴呆）、丧失意识（昏厥或癫痫发作）、高的老年抑郁数值、帕金森病、心脑血管疾病（椎基底动脉供血不足、冠心病）、骨关节疾病（下肢关节病变和/或足畸形、胼胝、拇趾囊肿）。

（3）药物因素　止痛药，特别是阿片类药物会降低警觉或对中枢产生抑制；抗高血压药、抗心律失常药、利尿剂会减少大脑的血供；氨基糖苷类抗生素、大剂量袢利尿剂直接引起前庭中毒；吩噻嗪导致锥体外系反应增多。

2）外因

①被约束。②地面因素：过滑、不平、潮湿、过道上的障碍物。③家具及设施因素：座椅过

高或过低、缺扶手、椅背过低、厨房吊柜架过高、燃器具过高、床过高或床垫过于松软,坐便器过低、无扶手,台阶间距过高、边界不清晰、楼梯无扶手,室内光线过暗或过明。④居住环境的改变,尤其是搬迁使老年人进入陌生环境。

3)用药史

近一周来服用的药物,尤其是降压药、精神活性药或镇静药。

4)本次跌倒情况

跌倒的时间、场合,老年人是如何对待的;跌倒前是否有前驱症状如头晕头胀、心悸或呼吸短促;有无任何明显的外伤;老年人是否受到伤害,当时是否能够站立。

5)既往史

了解老年人过去是否有跌倒的历史和最近一次跌倒的情况;有无惧怕跌倒的心理;是否有与跌倒有关的疾病及诊治情况;是否使用可引起跌倒危险的药物。

2. 身体状况

老年人跌倒后可并发多种损伤,如软组织损伤、骨折等。要重点检查着地部位、受伤部位,并对老年人做全面而详细的体格检查。

(1)头部检查　对头部先行着地的要检查有无外伤痕迹,鼻腔和外耳道有无分泌物流出。

(2)胸腹部检查　着重观察胸廓两侧呼吸是否对称;听诊呼吸音有无减弱或消失;触诊胸部有无触痛。观察腹部有无膨隆,触诊有无肌紧张、压痛、反跳痛。腹腔诊断性穿刺。

(3)四肢检查　老年人在跌倒后有局部疼痛和压痛,且局部肿胀、淤斑、肢体功能障碍、畸形的应怀疑骨折发生;老年人跌倒后髋部疼痛,不能站立和行走,应考虑股骨颈骨折。

3. 辅助检查

根据需要做影像学及实验室检查,明确跌倒造成的损伤和引起跌倒的现存或潜在疾病。如跌倒后疑似并发骨折,做 X 线检查;头部先行着地应做头颅断层扫描(CT)或磁共振(MRI);血压的测定应包括平卧位和直立血压以排除体位性低血压;视力检查包括视力和视敏度;怀疑低血糖要做血糖检测。

4. 心理-社会状况

有跌倒史的老年人往往害怕再次跌倒,其活动范围缩小,活动量减少,人际交往减少,对老年人的身心产生负面影响。

【常见护理诊断/问题】

(1)外伤的危险　与跌倒有关。①继发于脑功能改变:组织缺氧、眩晕、昏厥。②继发于活动改变:不稳定步态、退行性骨关节炎、帕金森病。③继发于感觉功能受损:视力、本体觉减退。④继发于体位性低血压:较长时间卧床、下蹲位后快速起立。⑤继发于对环境损伤的警觉性下降:意识模糊、低血压、抑郁。⑥继发于服用影响运动和感觉中枢的药物:镇静药、利尿剂、血管扩张药、降压药、抗精神疾病药、降糖药。⑦继发于对环境突然改变的不适应、不安全的室内外设置、辅助器械运用不当(助步器、轮椅)、不合身的穿着(裤腿过长、鞋尺寸不合)。

(2)恐惧　与害怕再跌倒有关。

(3)疼痛　与跌倒后的组织损伤有关。

【计划与实施】

有跌倒史的老年人再跌倒的发生率高,受伤的危险性大。因此,积极治疗原发病,预防再跌倒和跌倒后的正确处理同样重要。治疗和护理的总体目标:①积极治疗原发病;②老年人和/或照顾者能列举跌倒的危险因素,主动进行自我防护和消除不安全因素;③老年人对跌倒的恐惧感减轻或消除;④发生跌倒时老年人能采取恰当的方式降低可能的伤害,照顾者能采取合适的处理和护理措施。

1. 预防再跌倒

跌倒的预防措施:针对性的预防措施能在较大程度上降低老年人跌倒的发生。老年人跌倒的预防应在评估危险因素的基础上进行。若跌倒由内因引起,采取措施以减少与内因有关的损害,并提供有效的锻炼和训练方法。若跌倒是由外因引起,应提出可行的改善外部环境的方案。

1) 针对内因的预防措施

(1) 组织灌注不足所致的跌倒　对高血压、心律失常、血糖不稳定、体位性低血压所致的眩晕,要帮助老年人分析可能的危险因素和发病的前驱症状,掌握发病规律,积极防治可能诱发跌倒的疾病。如有效控制血压,防止低血糖的发生。老年人一旦出现不适症状应马上就近坐下或搀扶其上床休息。在由卧位转为坐位、坐位转为立位时,速度要缓慢。改变体位后先休息 1～2 min。

(2) 平衡功能差所致的跌倒　助步器能提供良好的侧向稳定性,因此,借助合适的助步器能部分降低跌倒的危险。对平衡功能差的老年人还应加强看护。为预防住院老年人跌倒,除上述措施外,还应了解跌倒史和是否存在跌倒的危险因素。在其床尾和护理病历上作醒目的标记,建立跌倒预防记录单。

(3) 药物因素引起的跌倒　对服用增加跌倒危险药物的老年人,应减少用药剂量和品种,睡前床旁放置便器;意识障碍的老年人床前要设床档;帕金森病人遵医嘱按时服用多巴胺类药物;患骨关节炎老年人可采取止痛和物理治疗。后两种病人同时借助合适的助步器。有视力损害者要及时纠正。

(4) 感知功能障碍(视觉、听觉减退)所致的跌倒　居室照明应充足,看电视、阅读时间不可过长,避免用眼过度疲劳,外出活动最好在白天进行。指导老年人正确使用助听器。每半年至一年接受一次视力、听力检查。听力检查时注意老年人有无耳垢堆积。

(5) 肌肉力量减退所致跌倒　持之以恒地参加健身运动,能增强老年人的肌肉力量、柔韧性、协调性、平衡能力及步态稳定性、灵活性,减少跌倒的发生。适宜于老年人的运动形式有步行和慢跑、游泳、太极拳、园艺。进行增强抬腿力量的髂腰肌训练,抬腿高、跨步大,行走的稳定性就好。髂腰肌与人体抬腿走路密切相关,增强髂腰肌力量的训练可通过骑自行车来完成。骑自行车在蹬踏板的腿用力的同时,另一条腿需提膝,这时髂腰肌得到充分的运动。该项运动在户内外均可进行。

2) 针对外因的预防措施

包括消除居住环境中的危险因素。

2. 跌倒后的处理

(1) 自我处置与救助　有不少老年人独自在家时会发生跌倒。跌倒后躺在地上起不来,时间超过 1 h,称为"长躺"。"长躺"对于老年人很危险,它能够导致虚弱、疾病,还可能导致死亡。对跌倒的恐惧、肌肉损伤、全身酸痛、脱水和体温过低等都可能导致老年人跌倒后的"长躺"。要教会老年人在无人帮助的情况下安全起身。如果是背部先着地,就应弯曲双腿,挪动臀部到铺有毯子或垫子的椅子或床铺旁,然后使自己较舒适地平躺,盖好毯子,保持体温,并按铃向他人寻求帮助。如找不到他人帮助,在休息片刻、体力有所恢复后,尽力使自己向椅子方向翻转身体,变成俯卧位。双手支撑地面,抬臀、弯膝,然后尽力使自己面向椅子跪立,双手扶住椅面,以椅子为支撑尽力站起来。再休息片刻,然后打电话寻求帮助。发现老年人跌倒后,要询问并仔细检查全身情况,确定有无损伤及损伤的严重程度,监测生命体征,观察神志,提供相应的护理。

(2)心理指导 如老年人存在恐惧再跌倒的心理,要帮助其分析恐惧的缘由,是身体虚弱还是以往自身或朋友有跌倒史,并共同制订针对性的措施,克服恐惧心理。

(3)健康指导 要告知老年人,如多次出现跌倒,应想到由其他疾病引起的可能,及时去医院查明原因并治疗。如非疾病所致,应认真分析原因,总结经验教训,并采取相应的防范措施。如果有需要,老年人不要因害羞或怕麻烦而拒绝使用拐杖或助步器,只有这样才能预防跌倒等意外发生。指导老年人少饮酒,不乱用药物。指导照顾者要给予老年人足够的时间进行日常活动。

【护理评价】

老年人和照顾者能说出跌倒的危险因素,积极参与防护,不发生跌倒或再跌倒,或发生跌倒后老年人能得到及时、正确的帮助与护理。

(二)疼痛

疼痛(pain)是由感觉刺激而产生的一种生理、心理反应及情感上的不愉快经历。它是老年人中最为常见的症状之一。老年人疼痛主要有来自骨关节系统的四肢关节、背部、颈部疼痛,头痛以及其他慢性病引起的疼痛。老年人疼痛表现:持续性疼痛的发生率高于普通人群,骨骼肌疼痛的发生率增高,疼痛程度加重,功能障碍与生活行为受限等症状明显增加。老年人疼痛经常伴有抑郁、焦虑、疲劳、睡眠障碍、行走困难和康复缓慢等特点。

对慢性疼痛的忍耐,可以引起慢性疼痛病症诊治的延误。持续的疼痛,可导致生活质量的下降,包括抑郁及残疾。疼痛常使老年人服用过多的药物,社会交往能力减退。

【护理评估】

1. 健康史

(1)详细询问疼痛部位、性质、开始时间、持续时间和强度,加强或缓解疼痛的因素。询问目前正在使用哪些药物治疗,疼痛对食欲、睡眠和日常生活的影响。

(2)明确疼痛类型 明确疼痛类型有助于指导老年人采用恰当的止痛方法。根据起病的急缓和持续的时间可分为急性和慢性。急性疼痛的特征是急性起病,持续时间多在1个月内。有明确的原因,如骨折、手术等。急性疼痛常伴有自主神经系统症状,如心跳加快、出汗,甚至血压轻度升高。慢性疼痛的特点是起病较慢,一般超过3个月。多与慢性疾病有关,如糖尿病性周围神经病变、骨质疏松症等。一般无自主神经症状,但伴有心理障碍如抑郁的发生较多。根据发病机制可分为三种:躯体疼痛(somatic pain)、内脏性疼痛(visceral pain)和神经性疼痛(neuropathic pain)。躯体疼痛如骨关节退行性变、手术后疼痛或转移性骨肿瘤的疼痛,均来自皮肤或骨筋膜或深部组织。躯体疼痛通常容易定位,表现为钝痛或剧痛。内脏性疼痛源自脏器的浸润、压迫或牵拉,位置较深,难以定位,表现为压榨样疼痛,可牵涉到皮肤痛。内脏性疼痛以腹腔脏器的炎症性疾病较为多见。神经性疼痛的疼痛性质为放射样烧灼痛,常伴有局部感觉异常。带状疱疹后神经痛、糖尿病性周围神经病变、椎管狭窄、三叉神经痛、脑卒中后疼痛均属此类。

(3)目前存在的疾病及与疼痛症状间的关系 老年人常见的与疼痛发生关系密切的原因有骨关节病(骨关节炎、外伤后关节病、类风湿性关节炎、痛风);周围神经性系统性疼痛,如糖尿病性周围神经病变所致疼痛、带状疱疹后神经痛、三叉神经痛等;中枢神经系统性疼痛,如脊髓或神经根性疼痛、椎管狭窄、多发性硬化等;慢性复发性头痛(紧张性头痛、偏头痛、混合型头痛);肿瘤转移引起的疼痛。

(4)影响正确评估的因素

①病人方面:老年人的痛觉敏感度下降。担心止痛药产生的副作用,如镇静、便秘。担心药物的成瘾性,担心疼痛的加剧意味着病情的变化。不愿意告知真实的疼痛情形,担心被医务人员看成是"坏病人"。对严重疼痛所产生的不利影响认识不足,因认知功能改变而不能准确表达自身疼痛。

②医务人员方面:缺乏疼痛诊疗的基本知识。对疼痛控制重要性缺乏认识。担心镇痛药产生呼吸抑制的副作用。认为老年人的疼痛敏感性下降,因此疼痛的严重程度不如年轻人。不能准确判断老年人对疼痛的个体化反应。

2. 身体情况

(1)运动系统检查　许多疼痛性疾病与脊柱、关节、肌肉、肌腱及韧带受到损伤或病变有关。对触痛敏感区域、肿胀和炎症区域的触诊,相应关节的旋转和直腿抬高试验使疼痛再现以帮助明确原因。

(2)神经系统检查　寻找运动、感觉、自主神经功能障碍和神经损伤的体征。

3. 辅助检查

老年人的短期记忆能力下降,各种疼痛量表可量化评价老年人的疼痛情况,使护理人员对的疼痛状况有较为准确的了解。疼痛量表的使用方法如下。

(1)视觉模拟量表(visual analogue scale,VAS)　VAS是使用一条长约10 cm的游动标尺,一面标有10个刻度,两端分别为"0"分端和"10"分端,"0"分表示无痛,"10"分代表难以忍受的剧烈的疼痛。使用时将有刻度的一面背向病人,让病人在直尺上标出能代表自己疼痛程度的相应位置,评估者根据病人标出的位置为其评出分数,临床评定以"0~2"分为"优"、"3~5"分为"良"、"6~8"分为"可"、"大于8"分为"差"。图8-1为视觉模拟量表标尺。

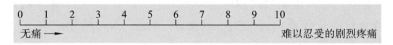

图8-1　视觉模拟量表标尺

VAS亦可用于评估疼痛的缓解情况。在线的一端标上"疼痛无缓解",而另一端标上"疼痛完全缓解",疼痛的缓解也就是初次疼痛评分减去治疗后的疼痛评分,此方法称为疼痛缓解的视觉模拟评分法。

(2)口述描绘评分(verbal rating scale,VRS)　这是另一种评价疼痛强度和变化的方法,该方法是采用形容词来描述疼痛的强度。0为没有疼痛,1为轻度疼痛,2为引起烦恼的疼痛,3为重度的疼痛,4为可怕的疼痛,5为极度疼痛。VRS也可用于疼痛缓解的评级法。在Dunclee提出的方法中,采用的词汇有优、良、中等、差、可疑、没有。在Huskisson提出的方法中采用的词汇为无、轻微、中等、完全缓解。

(3)Wong-Banker面部表情量表(face rating scale,FRS)　该方法用6种面部表情(图8-2),从微笑至悲伤至哭泣来表达疼痛程度。此法适合任何年龄,没有特定的文化背景或性别要求,易于掌握。急性疼痛、老年人、小儿、表达能力丧失者特别适用。

Wong-Banker面部表情量表:0为非常愉快,无疼痛;1为有一点疼痛;2为轻微疼痛;3为疼痛较明显;4为疼痛较严重;5为剧烈疼痛,但不一定哭泣。

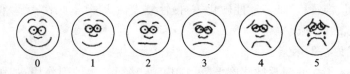

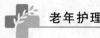

图 8-2　FRS 的 6 种面部表情

（4）疼痛日记评分法（pain diary scale，PDS）　PDS 也是临床上常用的测定疼痛的方法。由病人、家属或护士记录每天各时间段（每 4 h，2 h，1 h 或 0.5 h）与疼痛有关的活动，其活动方式为坐位、行走、卧位。在疼痛日记表内注明某时间段内某种活动方式，使用的药物名称和剂量。疼痛强度用 0～10 的数字量级来表示，睡眠过程按无疼痛记分（0 分）。此方法具有：①比较真实可靠；②便于比较疗法，方法简单；③便于发现病人的行为与疼痛，疼痛与药物用量之间的关系等特点。一般情况下，对一个病人的疼痛判定应始终使用同一个量表。此外，疼痛是一个变化的过程。在评估病人某一阶段的疼痛情况时，应记录病人在这一时段的平均疼痛程度（average pain intensity，API）、最重的疼痛程度（worst pain intensity，WPI）和最轻的疼痛程度（least pain intensity，LPI）。

（5）情绪评分（emotional scale，ES）　急慢性疼痛都会伴有程度不同的情绪变化。使用 ES 尺进行评定。"0"分端为"最佳情绪"，"10"分端为"最差情绪"。临床以"0～2"分为"优"：病人情绪良好，面容安静，应答自如。"3～5"分为"良"：情绪一般，安静，面容淡漠，指令回答。"5～8"分为"可"：情绪焦虑或抑郁，轻度痛苦面容，勉强应答。"大于8"分为"差"：痛苦面容，呻吟不止，强迫体位，无法应答。

4. 社会心理因素

抑郁、焦虑、社会适应能力下降的老年人常伴有疼痛。慢性疾病、丧失亲人给老年人带来非特异性的痛苦感觉，尤其在部分老年女性。

【常见护理诊断/问题】

（1）急、慢性疼痛　①与组织损伤和反射性肌肉痉挛有关：继发于骨骼肌疾病、骨折、骨关节炎、痉挛。②与血管疾病有关：血管痉挛、阻塞、静脉炎。③与糖尿病有关：周围神经病变。④与病毒感染有关：带状疱疹。

（2）抑郁和焦虑　与长期慢性疼痛而对疼痛治疗信心降低有关。

（3）睡眠型态紊乱　继发于疼痛。

【计划与实施】

老年人以慢性疼痛较为常见，药物与非药物治疗相结合将提高疼痛治疗的效果。治疗应了解老年人的需要和生活方式，使用药个体化。疼痛治疗和护理的总体目标是：①老年人能说出并被证实急、慢性疼痛的存在；②练习用所选择的、非介入性止痛方法处理疼痛；③具体说出疼痛的改善和特定的日常活动增加的情况。其具体护理措施如下。

1. 用药护理

1）药物止痛

用的疼痛治疗药物包括非甾体类抗炎药（nonsteroidal antiinflammatory drugs，NSAIDs），麻醉性镇痛药，抗抑郁、抗焦虑与镇静催眠药等。老年人的疼痛以慢性多见，治疗最好使用长效缓释剂。

（1）非甾体类抗炎药（NSAIDs）　NSAIDs 是适用于短期治疗炎性关节疾病（痛风）和急性风湿性疾病（风湿性关节炎）的主要药物，也是肿瘤的早期和辅助止痛药物。该类药物有"天花板"效应(即在达到最高极限时,剂量增大并不提高止痛效果)。对轻至中度的肌肉、骨骼疼痛,对乙酰氨基酚(泰诺林)是用于缓解轻至中度肌肉、骨骼疼痛的首选药。消炎止痛药物不能作为常规使用,因非甾体类的消炎止痛药物如布洛芬和阿司匹林对老年病人会产生明显的副作用,可能出现胃肠道出血,其他还有肾脏损害、钠潴留、血小板功能障碍所致的出血倾向。

(2)阿片类药物　阿片类镇痛药物适用于急性疼痛和恶性肿瘤引起的疼痛。相对于年轻人,老年人使用阿片类药物时其半衰期较长,止痛效果好,但老年人常因间歇性给药,而造成疼痛复发。阿片类药物主要的副作用为恶心、呕吐、便秘、镇静和呼吸抑制。其中呕吐和便秘并不随用药时间的延长而减轻,前者可根据老年人的具体情况选用镇吐剂,后者可选用麻仁丸等中药,软化粪便和促进排便。

(3)抗抑郁药　抗抑郁药除了有抗抑郁效应外还有镇痛作用,可用于治疗各种慢性疼痛综合征。此类药包括三环类抗抑郁药如阿米替林(amitriptyline)和单胺氧化酶抑制药。三环、四环类抗抑郁药不能用于严重心脏病、青光眼和前列腺肥大病人。

(4)其他药物　曲马朵主要用于中等程度的各种急性疼痛和手术后疼痛,由于其对呼吸抑制作用弱,适用于老年人的镇痛。

(5)外用药　辣椒素是一种新的止痛药物,使用安全。它可以抑制传导神经纤维中疼痛物质的外溢,因而止痛。辣椒素广泛用于关节炎、带状疱疹、糖尿病引起的周围神经病变。辣椒素可以缓解骨骼肌疼痛和神经痛导致的炎症反应和皮肤过敏。刚开始用药时,疼痛会增加,随后几天疼痛和皮肤过敏逐步消退。该药的常用类型有霜剂、洗液和胶布。用药后要彻底洗清。多瑞吉止痛贴适用于药物不能口服的病人和已经适用于大剂量阿片的病人。每贴2.5 mg,3天更换一贴。

2)非药物止痛

非药物止痛可减少止痛药物的用量,改善病人的健康状况,作为药物治疗的辅助措施,非常有价值。但是非药物止痛不能完全取代药物治疗。冷热疗法、按摩、放松疗法、音乐疗法均为有助于减轻疼痛的方法,详见《基础护理技术》相关内容。

2. 运动锻炼

运动锻炼对于缓解慢性疼痛非常有效。运动锻炼在改善全身状况的同时,可调节情绪,振奋精神,缓解抑郁症状。运动锻炼可以增强骨承受负荷及肌肉牵张的能力,减缓骨质疏松的进程,帮助恢复身体的协调和平衡。

3. 心理护理

护理人员重视、关心病人的疼痛,认真倾听病人的主诉,按时给予止痛药物或指导家属或病人正确使用口服止痛药物,为病人施行有效的非药物止痛疗法,均有助于减轻病人的疼痛、焦虑和抑郁。

4. 健康指导

长期使用阿片类药物可因肠蠕动受抑制而出现便秘,可选用麻仁丸等中药,软化粪便和促进排便。心血管药、降糖药、利尿剂及中枢神经系统药都是老年人应用最多的药物。止痛药物与这些药物合用时,应注意药物的相互作用可能带来的影响。教会病人和家属使用常用的疼痛评价方法和工具,这些对于病人在家中接受治疗时也很重要,以便使病人在任何地方都能得到全面的镇痛治疗。

【护理评价】

(1)病人能恰当使用各种有效的止痛方法。

（2）病人的生活未受到明显的影响，表现为睡眠良好，饮食、活动均正常进行。

（三）便秘

便秘（constipation）是指排便困难、排便次数减少（每周少于 3 次）且粪便干硬，便后无舒畅感。便秘是老年人的常见症状，约占老年人群的 1/3。老年人随着年龄增长，对一些内脏的感觉有减退的趋势，难以察觉每天结肠发出的数次蠕动信号，错过了排便的时机；各部分的肌群，包括横膈、腹壁、盆底横纹肌和结肠平滑肌的收缩力均减弱，更增加了排便的难度。此外，心理、社会方面的因素均会影响正常排便。便秘可导致腹部不适、食欲降低及恶心。全身症状有头晕、头痛、乏力、焦虑、坐卧不安等。老年人便秘的主要并发症是粪便嵌塞（fecal impaction），这会导致肠梗阻、结肠溃疡、溢出性大便失禁或矛盾性腹泻。

【护理评估】

（1）健康史　询问：①便秘开始的时间，大便的频率、性状，排便习惯，用药情况，有无伴随症状；日常饮食的量、种类，饮水量，活动和运动情况。②是否患有可能导致或加重便秘的疾病：肠道疾病，如直肠肿瘤、憩室炎、肠缺血等；神经性疾病，如脊髓病变、帕金森病、脑血管意外、痴呆症等；内分泌疾病，如甲状腺功能减退症等。③是否正在服用易导致便秘的药物：止痛药（非甾体类抗炎药、阿片类）、麻醉药、抗酸药、抗胆碱能药、抗抑郁药、抗组胺药、抗精神病药、解痉药、抗惊厥药、抗高血压药（钙通道阻滞剂、可乐定）、抗帕金森病药、钙剂、利尿剂、铁剂、单胺氧化酶抑制剂、吩噻嗪等。④是否存在精神抑郁：精神抑郁可使条件反射发生障碍或高级神经中枢对副交感神经抑制加强，使分布在肠壁的交感神经作用加强，抑制排便。老年人排便需他人协助时，可能会压抑便意，形成便秘。

（2）身体状况　主要表现为腹胀、腹痛、食欲减退。左下腹可扪及粪块或肠痉挛。直肠指检以排除直肠、肛门的疾病。

（3）辅助检查　结直肠镜或钡剂灌肠，以排除结直肠病变及肛门狭窄。

【常见护理诊断/问题】

（1）便秘　与肠蠕动减少有关，继发于饮食中纤维素过少、水分不足、不能活动或缺乏锻炼、排便感觉降低、排便相关肌肉肌力减弱、精神抑郁、缺乏排便时的独处环境等。

（2）便秘　与药物的副作用有关。

【计划与实施】

老年人便秘的治疗，应针对引起便秘的因素来调整饮食结构，增加适度的活动锻炼。对顽固性便秘，要采用药物治疗和灌肠以解除症状。治疗和护理的总体目标：①老年人能描述引起便秘的原因；②保证每日饮食中含纤维素食品的量和水分的摄入；③坚持每天活动锻炼；④定时排便。

其具体的护理措施如下。

（1）调整饮食结构　饮食调整是治疗便秘的基础。保证每天的饮水量在 2000～2500 mL，也包括食物中所含有的水分，食用富含纤维素的食品。

（2）调整行为　改变静止的生活方式，每天有 30～60 min 的锻炼，在促进肠蠕动的同时，也改善了情绪。在固定时间（早晨或饭后）排便，重建良好的排便习惯。卧床或坐轮椅的老年人可通过转动身体、挥动手臂等方式进行锻炼。

（3）满足老年人私人空间需求　房间内居住两人以上者，可在床单位间设置屏风或窗帘，便于老年人的排便等需要。照顾老年人排便时，只协助其无力完成的部分，不要一直在旁守候，以免老年人紧张而影响排便，更不要催促，令老年人精神紧张，不愿麻烦照顾者而憋便，导致便秘或失禁。

（4）腹部自我按摩　在清晨和晚间解尿后取卧位用双手示指、中指和环指相叠,沿结肠走向,自右下腹向上到右上腹,横行至左上腹,再向下至左下腹,沿耻骨上回到右下腹做腹部按摩,促进肠蠕动。轻重速度以自觉舒适为宜,开始每次 10 圈,以后可逐步增加,在按摩的同时可做肛门收缩动作。

（5）开塞露通便、灌肠通便和人工取便法　详见《基础护理学》。

（6）药物治疗　由原发病引起的便秘应积极治疗原发病。对于饮食与行为调整无效的慢性便秘,应该用药物治疗。温和的渗透性泻药有乳果糖、山梨醇,通过阻止肠腔水分吸收,使肠内容物体积增大,促进肠蠕动;容积性泻药如甲基纤维素适用于饮食过于精细者,在通便的同时还起到控制血糖、血脂,降低结直肠癌和乳腺癌发生的作用;润滑性泻药石蜡油又称大便软化剂,主要起润滑作用,适宜于心肌梗死或肛周手术后的病人;巨结肠症和结肠扩张者,应改用泻药和灌肠。

（7）限制富含纤维素食品的摄入　对于功能损伤或不能活动的老年人应限制富含纤维素的食物的摄入,每周灌肠 1～2 次。

（8）健康指导　①选用有助于润肠通便的食物:晨起可服一杯淡盐水,上午和傍晚各饮一杯温热的蜂蜜水,以助通便。水果中香蕉、李子、西瓜的润肠通便效果良好,可根据季节适量食用。富含油脂又有利于健康的核桃、芝麻、松子也有利于通便。少饮浓茶或含咖啡因的饮料。②重建良好的排便习惯:让老年人懂得保持大便通畅的重要性,制订时间表,安排有足够的时间排便,避免他人干扰,防止意识性地抑制便意,有便意时不要忽视。③保证有良好的排便环境:坐便器应清洁而温暖。体质虚弱的老年人可使用便器椅,或在老年人面前放置椅背。提供排便坐姿的依托,减轻排便不适感,保证安全。指导老年人在坐位时把脚踩在小凳子上,身体前倾;心情放松,先深呼吸,后闭住声门,向肛门部位用力排便。④通便药物使用指导:部分渗透性泻药服用后在细菌作用下发酵产生气体,会引起腹胀等不适感,服用一段时间后会逐步适应;容积性泻药服药的同时需饮水 250 mL;润滑性泻药不宜长期服用,以免影响脂溶性维生素的吸收。温和的口服泻药多在服后 6～10 h 发挥作用,晨起后排便,故宜在睡前 1 h 服用。通便药物对人体有一定的副作用,不宜长期服用。个体间对药物的敏感程度不同,不要因短时间内未排便而追加剂量,引起腹泻,危害健康。⑤避免药物副作用性便秘:在治疗原发病中,因药物的副作用导致便秘时,应及时就诊,请医生调整药物。

【护理评价】

通过治疗、护理干预后,老年人能建立或能初步建立良好的排便习惯,饮食品种、量及饮水量恰当;便秘的伴随症状减轻或消失。

（四）大便失禁

大便失禁(fecal incontinence)是指粪便随时呈液态流出,自己不能控制。控制排便,需要直肠和肛门感觉到直肠充盈并辨别其中的气体、液体和粪便;肛门内外括约肌的协同作用可防止不必要的排便;盆底肌,尤其是耻骨直肠肌通过机械方式延缓排便而达到节制排便;维持节制排便的动机亦起到重要作用。随着年龄增长,老年人直肠感觉减退,难以辨别其中的气体、液体和粪便;盆底肌的收缩强度、直肠弹性及肛门内外括约肌压力都可能减退;少量的容量扩张就会导致便急和抑制肛门括约肌张力,粪便嵌顿可造成大便失禁。大便失禁常同时伴随便秘和尿失禁发生,多见于 65 岁以上的老年人,女性多于男性,多产的老年妇女发生率更高。这是一种会伤害自尊的身体功能减退现象,常造成老年人焦虑、惧怕、尴尬,严重影响其日常生活与社会交往。

【护理评估】

1. 健康史

仔细询问以下内容：①有无便意、每日的排便次数、饮食与排便间的关系；②排便的自控能力；③有无手术、产伤、外伤史，病程及治疗经过；④自我护理的条件；⑤有无排尿异常，智力、神志、精神状况及家属对老年人的关爱和理解程度。

2. 身体状况

大便失禁可表现为不同程度的排便和排气失控，轻症者对排气和液体性粪便难以控制，其内裤偶尔弄脏；重症者对固体性粪便亦无控制能力，表现为频繁地排出粪便。肛门视诊时注意观察有无粪便污染、溃疡、湿疹、皮肤瘢痕、黏膜突出、肛门扩张等。直肠指检时，应注意肛门括约肌收缩力、肛门直肠环张力。

3. 辅助检查

(1) 直肠镜检：观察黏膜的颜色，有无溃疡、炎症、出血、肿瘤、狭窄。

(2) 肛门测压：肛门测压计可检出肛门压力异常低下和括约肌缺陷者。

(3) 排便造影：检测耻骨直肠肌和盆底肌张力。

(4) 肛门部超声：检测肌肉厚度，评价肛门内外括约肌的完整性。

【常见护理诊断/问题】

1. 排便失禁

①与粪便嵌顿或慢性便秘引起的直肠过度扩张有关。②继发于肛门直肠手术或外伤中枢神经、脊髓受损。

2. 自我形象紊乱

与大便失禁引起的不良气味有关。

3. 皮肤完整性受损

与粪便长期刺激局部皮肤及缺乏自我照料的能力有关。

【计划与实施】

大便失禁以轻症较多，治疗与护理应重视个体化原则。治疗与护理的总体目标如下：①老年人表现出恢复排便自理的意愿和能力；②每天或每间隔一至两天排出成形的软便；③肛周皮肤清洁、健康、无异味。其具体的护理措施如下。

1. 重建良好的排便习惯

在固定时间解便，防止便秘，有粪便嵌顿时手工解除。对固体性大便失禁者，每天餐后甘油灌肠并鼓励老年人增加活动。对在排便问题上能自理的老年人，提供家庭护理的训练。

2. 调整饮食

对存便能力降低的老年人，应限制富含纤维素的食物的摄入，避免吃产气食物（如牛奶、白薯等），避免吃易致腹泻的食物。

3. 局部护理

每次便后温水清洁皮肤，涂用膏药，保护皮肤完整无损。

4. 应用止泻剂

对全结肠切除术后或腹泻者，给予阿片类止泻剂（如洛派丁胺、复方地芬诺酯等）。

5. 针灸

对末梢神经损伤所致的大便失禁，可行针灸治疗。

6. 生物反馈治疗

对因直肠括约肌异常所致的大便失禁通常有效。对有意愿、能理解指导和尚有直肠感觉者,疗效较满意。

7. 健康指导

(1) 盆底肌锻炼　收缩肛门,每次 10 s,放松间歇 10 s,连续 15～30 min,每日数次,坚持4～6 周可改善症状。

(2) 自我评价　老年人用自己的示指和中指插入阴道或拇指插入肛门,体验盆底肌收缩对手指的紧缩程度和力量。

其他参见便秘的健康指导。

【护理评价】

通过治疗和护理干预后,老年人能坚持盆底肌肉锻炼,建立或初步建立了良好的排便习惯,饮食品种、量及饮水量恰当,未发生皮肤破溃。

(五) 尿失禁

尿失禁(uroclepsia)是指尿液不受主观控制而自尿道口溢出或流出。尿失禁可发生在各个年龄组的病人,但它是老年人中最为常见的疾病,女性的发病率高于男性。许多老年人认为尿失禁是人体正常老化的结果,尤其是一些女性羞于就医,故而就诊率远低于发病率,其发病率各处的报道差异也较大。虽然衰老影响着下尿路的功能,但在男性老年人中,尿失禁更多是由各种疾病引起的。尿失禁对大多数老年人的生命无直接影响,但可造成身体异味、皮肤糜烂、反复尿路感染,是导致老年人孤僻、抑郁的原因之一。

【护理评估】

1. 健康史

(1) 询问其是否患有下列疾病　老年性痴呆、脑卒中、脊髓疾病、糖尿病、泌尿系统疾病。询问其诱发尿失禁的原因(如咳嗽、打喷嚏等),与尿失禁发生的时间关系,失禁时流出的尿量及失禁时有无尿意。询问其尿道手术史及外伤史,与尿失禁的关系。对女性老年人还要追问其既往分娩史、有无阴道手术史。询问其是否饮酒和服药情况,引起尿失禁的常见药物如表8-1所示。

表 8-1　引起尿失禁的常见药物

药物种类	常见药物	对控尿可能产生的影响
镇静药、催眠药	安定或氟胺安定	镇静、谵妄和活动障碍
抗胆碱药	羟叮咛	尿潴留,充盈性尿失禁,谵妄,便秘
三环类抗抑郁症药	阿米替林,去甲丙米嗪	镇静,抗胆碱能作用
抗震颤麻痹药	苯海索,苄托品(无左旋多巴)	镇静,抗胆碱能作用
镇痛药	阿片类制剂	尿潴留,便秘,镇静,谵妄
α-受体拮抗剂	哌唑嗪	后尿道松弛,女性可加重压力性尿失禁
α-受体激动剂	萘甲唑啉(滴鼻充血药)	男性可出现急性尿潴留
钙拮抗药	维拉帕米	尿潴留,多尿
降血压药	卡托普利	药物引起的咳嗽能加重压力性尿失禁的症状
抗肿瘤药	长春新碱	尿潴留

（2）阅读病人的排尿日记　尿失禁病史复杂,还会受其他因素的影响,故老年人很难准确表述其症状的特点和严重程度。排尿日记能客观记录老年人规定时间内的排尿情况(一般记录2~3天),如每次排尿量、排尿时间、伴随症状等。这些客观资料是尿失禁诊断的基础。在问诊和体格检查中,应特别注意维护老年人的尊严和保持私密性。

（3）环境评估　包括厕所(卫生间)是否靠近卧室、照明条件、使用何种排尿器具、是否方便老年人的使用、如厕的私密程度。

2. 临床分型与身体状况

（1）急迫性尿失禁　在膀胱充盈量较少的情况下就出现尿意,且不能很好控制,与逼尿肌收缩未被控制有关。

（2）压力性尿失禁　多见于中老年女性,由于其盆底肌肉松弛,膀胱颈后尿道下移,尿道固有括约肌功能减低导致尿失禁发生,尿液的流出量较少。

（3）充溢性尿失禁　膀胱不能完全排空,存有大量残余尿导致尿液不自主溢出,多见于前列腺增生、粪便嵌顿、尿道狭窄引起的下尿路梗阻和脊髓损伤。

（4）暂时性尿失禁　老年人中较为常见,多由谵妄、泌尿系统感染、萎缩性尿道炎或阴道炎、使用某些药物、行动不便、高血糖导致尿量增多、便秘等原因所致。

（5）混合性尿失禁　老年人的尿失禁往往数种类型同时存在,称为混合性尿失禁。

（6）直肠指诊　可了解肛门括约肌张力、球海绵体肌反射、前列腺的大小和质地、有无粪便嵌顿等。

（7）女性外生殖器检查　可了解有无阴道前后壁膨出、子宫下垂、萎缩性阴道炎等。

（8）尿道压力测试　该测试为确定压力性尿失禁的诊断方法,在老年人膀胱内充满尿液时,嘱其于站立位时咳嗽或举起重物,以观察在膀胱加压时是否出现漏尿情况。

（9）尿垫试验　会阴部放置一块已称重的卫生垫后进行锻炼,锻炼结束后再次称重卫生垫,以了解漏尿程度。

3. 辅助检查

尿常规、尿培养可帮助了解其有无泌尿系统感染;肝肾功能检查提示有多尿现象时应行血糖、血钙和清蛋白等相关检查。

【常见护理诊断/问题】

1. 压力性尿失禁

与雌激素不足导致的骨盆肌和支持结构退行性改变、前列腺切除术累及尿道远侧括约肌、肥胖等因素有关。

2. 急迫性尿失禁

与膀胱容量下降有关,继发于感染、中枢或周围神经病变、创伤、帕金森病、酒精和咖啡因类饮料摄入过多、老年退行性变、腹部手术、留置导尿管等。

3. 反射性尿失禁

与脊髓损伤、肿瘤或感染引起对反射弧水平以上冲动的传输障碍有关。

4. 有皮肤完整性受损的危险

与自理能力下降有关。

5. 社交障碍

与异味引起的窘迫、尿频、不适有关。

【计划与实施】

引起尿失禁的原因有多种,对每个病人而言,发生尿失禁常是数种因素共同作用的结果,故治疗应个体化,针对不同情况,采取综合措施。

治疗与护理的总目标如下:老年人治疗的信心增强,表现为主动配合,积极治疗;坚持行为训练及药物治疗;正确使用外引流设备和护垫;做到饮食控制、活动锻炼;定期参与社交活动。

具体的治疗和护理措施如下。

1. 心理支持

老年人多因长期尿失禁而自卑,对治疗信心不足。护理人员应给予充分理解,尊重老年人,注意保护其隐私,告诉老年人对治疗应有信心,主动配合效果更佳,同时与家属进行沟通,取得家庭支持和帮助。

2. 行为治疗

常用治疗方法包括盆底肌训练、膀胱行为治疗、提示排尿法、间歇性导尿等。

(1)盆底肌训练 这种训练对轻度压力性尿失禁,且认知功能良好的年轻老年人有效,坚持6个月以上的训练则效果较好;对中、重度且高龄压力性尿失禁、急迫性尿失禁者有一定的疗效。这项治疗需提供书面指导并给予鼓励和随访。

(2)膀胱行为治疗 适用于急迫性尿失禁且认知功能良好的老年人,可根据记录来调整其排尿的间隔时间,若憋尿超过3 min会出现尿失禁,则每2 h排尿一次,期间出现的尿急可通过收缩肛门、两腿交叉的方法来控制,然后逐步延长间隔时间。留置导尿管者,行膀胱训练前先夹闭导尿管,有尿感时开放导管10~15 min,以后逐步延长。

(3)提示排尿法 认知障碍的老年人,可根据其排尿记录,制订排尿计划,定时提醒,帮助其养成规律性的排尿习惯,同时要改善老年人的如厕条件。

(4)间歇性导尿 适用于残余尿量过多或无法自行解出的女病人,生活尚能自理的女病人可自行清洁导尿,间隔时间最长为4 h一次,以免引起泌尿系统感染。一般使用普通导尿管,用后洗净煮沸消毒待用。

3. 物理治疗

电刺激疗法通过感应电流,使盆底肌肉收缩,是一种被动辅助锻炼,可通过放置直肠电极或阴道电极栓,给予9 V电压及每秒20~200次的脉冲进行刺激。此法操作简便,有一定的疗效。

4. 药物治疗

对女性压力性尿失禁者,多采用雌激素与α受体拮抗剂(如丙咪嗪)两者联用,后者对急迫性尿失禁者也有效,但不能用于直立型低血压者。

5. 保持皮肤清洁卫生

尿液长期浸湿皮肤可使皮肤角质层变软而失去正常防御功能,而尿液中氨对皮肤的刺激,易引起皮疹,甚至发生压疮,故要保持皮肤清洁、干燥,及时清洗,勤换衣裤、尿垫、床单,皮肤可涂适量油膏保护。

6. 外引流

对部分不能控制的尿失禁病人,可采取外引流法,防止漏尿。男病人可用带胶管的阴茎套接尿,女病人可用吸乳器连接胶管接尿。

7. 失禁护垫

纸尿裤的使用,是最普遍安全的方式,能有效地处理失禁问题。在针对某些特定类型的失禁者,可使用纸尿裤及常规如厕时间表,来重建老年人的排尿控制。纸尿裤在可以自己排尿,但无法控制的情况下使用,既不造成尿道及膀胱的损害,也不影响膀胱生理活动现象。

8. 积极祛除诱发因素

过于肥胖的老年人要通过饮食控制、增加活动来减肥;慢性呼吸道感染者,应积极控制感染,按时按量服用抗生素,切勿在尿路感染改善或消失后自行停药。

9. 手术治疗

各种非手术治疗失败者,应及早采用手术治疗。

10. 健康指导

(1)盆底肌训练 首先体会锻炼的正确部位,仰卧于床上,将一个手指轻轻插入阴道,此时尽量将身体放松,然后再主动收缩肌肉以夹紧手指。在收缩肌肉时吸气,能够感到盆底肌对手指的包裹力量;当放松盆底肌时,呼气,并反复重复几次。整套的盆底肌训练包括以下两个阶段。

①第一阶段:站立,双手交叉置于肩上,足尖呈 90°,足跟内侧与腋窝同宽,用力夹紧,保持 5 s,然后放松。重复此动作 20 次以上。简易的盆底肌运动,可在有空时进行,按照收缩 5 s、放松 5 s 的频率,在步行、乘车、办公时都可进行。

②第二阶段:每天进行有效的自我训练。a.平躺、双膝弯曲。b.收缩臀部的肌群向上提肛。c.紧闭尿道、阴道及肛门,此感觉如尿急,但无法如厕需做闭尿的动作。d.保持骨盆底肌群收缩 5 s,然后缓慢放松,5~10 s 后,重复收缩。

运动的全程照常呼吸,保持身体其他部位放松,可用手触摸腹部,如果腹部有紧缩的现象,则运动的是错误的肌群。

(2)调整饮水的时间、品种、量 向老年人说明尿液对排尿反射刺激的必要性,保持摄入液体每日在 2000~2500 mL,包括三餐和水果、饮料。避免饮用高硬度水,可饮用磁化水。睡前限制饮水,以减少夜间尿量,避免摄入有利尿作用的咖啡、浓茶、可乐、酒类等饮料。

(3)提供良好的如厕环境 指导家属为老年人提供良好的如厕环境,老年人的卧室尽量安排在靠近厕所的位置,夜间应有适宜的照明灯。

【护理评价】

通过治疗和护理干预后,老年人能主动参与治疗活动,主诉尿失禁的次数减少,局部皮肤清洁、干燥,愿意并参与社交活动。

(六)营养缺乏——消瘦

衰老导致的生理变化及社会、经济因素影响,使老年人容易发生各类营养缺乏性疾病,其中较为突出的是蛋白质缺乏所致的消瘦(emaciation)。消瘦使老年人的免疫力低下,并加速衰老进程,对老年人健康的影响甚于肥胖。

【护理评估】

1. 健康史

询问病人近期的进食情况,食欲、情绪、咀嚼功能、味觉和嗅觉有无改变,目前是否患有代谢亢进性疾病、消耗性疾病或吸收不良性疾病,是否正在服用使食欲减退的药物(如排钾类利尿剂、地高辛、秋水仙碱、奎尼丁、肼苯达嗪、维生素 A 等)、引起恶心的药物(如抗生素、茶碱、阿司匹林等)、增加能量代谢的药物(如甲状腺素、茶碱等),导致病人体重下降。观察病人的精神状态,狂躁症、神经性厌食、晚期痴呆症等会影响进食,使体重下降。

2. 身体状况

主要表现为疲倦、烦躁、体重减轻、抵抗力降低、伤口难以愈合,严重者可有较明显的低蛋白血症、营养性水肿,同时可有原发疾病的症状和体征。

3. 辅助检查

身体测量可选择体重指数。生化指标用血清蛋白质含量测定。

(1) 体重指数　BMI 在 17～18.4 为轻度消瘦,BMI 在 16～16.9 为中度消瘦,BMI<16 为重度消瘦。

(2) 血清蛋白质含量测定　清蛋白含量为 2.9～3.5 g/L 为轻度营养不良,清蛋白含量 2.1～2.8 g/L 为中度营养不良,清蛋白含量<2.1 g/L 为重度营养不良。

4. 心理-社会状况

社会性和环境性孤寂,人际交往减少,带来寂寞和失落感,影响食欲;贫困、老年丧偶、缺乏精神抚慰等诱因,使生活兴趣减少而影响食欲;自理能力减退、酗酒,营养知识缺乏亦是重要的影响因素。

【常见护理诊断/问题】

营养失调:低于机体需求　①与味觉嗅觉减退有关,与服药所致食欲减退、恶心、增加能量代谢、无能力获得食物有关(机体受限、财力问题)。②与食欲降低有关,继发于厌食、沮丧、社会隔离、酗酒等。

【计划与实施】

营养不良的老年人治疗与护理的总体目标如下:①老年人能够描述诱因;②主动寻求医务人员、社区机构的援助;③控制原发病;④增进与社会的交往,增加食物的摄入量,提高机体的抵抗力。

其具体的护理措施如下。

1. 饮食治疗

补充足够的蛋白质和热量,烹调时注意食物的色、香、味。定期(隔周 1 次)称体重,并根据医嘱定期测定血清蛋白浓度及清蛋白、球蛋白的比值。

2. 控制原发病

对因原发病严重所致的营养不良,应积极治疗原发病,以阻断恶性循环,增强病人的免疫力。对因服药引起的食欲下降要在医生的指导下调整药物的剂量与品种。

3. 提供援助

对无力自行采购和烹制食物的老年人提供相应帮助,例如,送菜上门或集体用餐,提供少食多餐的饮食,餐前室内先通风,空气要新鲜,进餐时室内环境保持清洁,尽可能地让老年人与家人一起用餐或集体进餐。重视老年人的心理健康,创造和谐、交流的气氛,有针对性地做好心理疏导,鼓励老年人参加有益的社交活动。

4. 健康指导

(1) 食品的选择与烹制　选购的食物必须新鲜、清洁。食品不宜在冰箱内长期存放。若感觉食物味淡,可在用餐时蘸醋或酱油,或每餐有一个味重菜。羹汤类食品能增加与味蕾的接触,亦有利于提高食欲。

(2) 根据食谱制作食物　菜肴制作时注意颜色的搭配。食物色、香、味俱全有利于刺激食欲。经常更换不同的食品类型和不同的烹调方法,也有助于增进食欲。

(3) 适度运动与活动　根据自身的体力和年龄,适度锻炼。两餐间可在室内或户外进行活动,改善情绪,增进食欲。

【护理评价】

通过治疗与护理干预后,老年人的食欲良好,原发病得到积极控制,BMI、血清蛋白浓度及清球蛋白的比值在正常范围内。

(七)听力障碍

老年性聋(presbycusis)是指随着年龄的增长,双耳听力进行性下降,高频音的听觉困难和语言分辨能力差的感应性耳聋。部分老年人在耳聋刚开始时可伴有耳鸣,常为高频声,其出现频率随年龄增加而渐增,60~70岁达顶峰。

2005年的统计资料显示,我国60岁以上的老年人中约有30%受到听力损失或耳病的困扰。目前认为,老年性聋是因为年龄增长,听觉器官与其他身体器官共同发生的缓慢进行的老化过程。年龄没有确定界限,老化的症状和体征个体差异性大。老年性聋影响了老年人与他人的沟通,对文化程度低下的老年人更是妨碍其接收外界信息。

【护理评估】

1. 健康评估

老年性聋是由多种因素共同作用而引起的。遗传因素、长期的高脂肪饮食、接触噪音和抽烟、使用了易损伤听力的药物、精神压力、代谢异常均与老年性聋密切相关。老年性疾病如高血压、冠心病、动脉硬化、高脂血症、糖尿病是加速老年性聋的重要因素。在病史采集中应着重了解以下情况。

(1)疾病影响 询问其是否患有与血管病变关系密切的疾病。从解剖上看,耳的供血是终末血管提供的,如果血管痉挛、堵塞,就没有其他的血管能够供应能量和氧。高血压、冠心病、动脉硬化、高脂血症、糖尿病均会对人体的血供造成影响。

(2)饮食与血脂代谢状况 长期高脂饮食和体内脂肪的代谢异常可加快老年性聋进程。除因脂质沉积使外毛细胞和血管纹变性、血小板聚集及红细胞淤滞、微循环障碍外,还可能与过氧化酯对听觉感受器中生物膜和毛细胞的直接损害有关。

(3)用药情况 耳毒性药物链霉素、卡那霉素、多黏菌素、庆大霉素、新霉素、万古霉素,以及奎宁、氯喹、阿司匹林等药物,对听神经均有毒性作用。老年人的肝脏解毒和肾脏排泄功能下降,更容易受到药物的影响。

(4)不良嗜好及习惯 长期吸烟可引起或加重心脑血管疾病,使内耳供血不足,影响听力;过去有挖耳习惯的老年人可能损伤鼓膜。

(5)接触噪音的历史 过去的工作和生活环境中是否长期受到噪声刺激,有无用耳塞听音乐或广播的习惯。长期接触噪音可使听觉器官经常处于兴奋状态,产生疲劳。同时,噪声刺激还可使脑血管处于痉挛状态,导致听觉器官供血不足而致聋。另外,长期的噪声刺激会使人情绪烦躁,血压升高,神经衰弱,也影响了听力。

此外,还要询问老年人有无中耳炎病史,有无耳鸣情况。

2. 身体状况

(1)中耳及外耳道检查 首先进行耳道检查以排除因耵聍阻塞耳道而引起的听力下降,检查鼓膜是否完好。

(2)听力检查 询问老年人两侧耳朵听觉是否一致,若有差异则先对听力较好的耳朵进行测试。测试者先用耳塞塞住老年人听力较差侧耳朵,站在离老年人约50 cm处对另一侧耳朵小声发出两音节的数字,让老年人复述。测试者的声音强度可由柔软的耳语增强到柔软、中等、大声的发音,但测试者的脸不能面对老年人的眼睛。

3. 辅助检查——听力学测试

纯音听力检查是通过测得的听力图以了解病人的听力损伤情况。正常听力每个频率均在0 dB 左右。按照我国的标准,听力在 26～40 dB 为二级重听;听力在 41～55 dB 为一级重听;听力在 56～70 dB 为二级聋;听力在 71～90 dB 为一级聋。如果双侧听力均在 56～70 dB,交流就会发生明显的障碍。本项测试应在专门的医疗机构由专业人员进行,测得的数值可为佩戴助听器提供参考。

4. 心理-社会状况

随着听力的逐步下降,老年人与外界的沟通和联系产生障碍,由于耳聋而造成生理性隔离,容易产生焦虑、孤独、抑郁、社交障碍等一系列心理问题。

【常见护理诊断/问题】

1. 听觉障碍/听力下降

与血供减少、听神经退行性改变有关。

2. 社会隔离

与听力下降有关。

3. 自我保护能力受损

与听力下降有关。

【计划与实施】

老年性聋是一种老化性疾病,应用扩张血管,改善微循环、营养神经的药物可在一定程度上减缓耳聋的进展速度。积极治疗影响血液供应的老年性疾病,保持良好的情绪都对老年人十分重要。治疗和护理的总体目标如下:①老年人和(或)家属能说出影响听力的相关因素及危害性,避免相关因素对听力的进一步影响;②老年人和家属配合,积极治疗相关的慢性疾病;③老年人表示愿意佩戴合适的助听器;④老年人能用语言表达自己积极的自我概念。其具体护理措施如下。

1. 建立健康的生活方式

进清淡饮食以减少外源性脂肪的摄入,尤其要注意减少动物性脂肪的摄入。多吃新鲜蔬果,以保证维生素 C 的摄入。一些中药和食物,如葛根、黄精、核桃仁、山药、芝麻、黑豆等,对于延缓耳聋的发生也有一定作用。坚持体育锻炼,运动能够促进全身血液循环,使内耳的血液供应得到改善。锻炼项目可以根据自己的身体状况和条件来选择,如散步、慢跑、打太极拳、做八段锦等。避免过度劳累和紧张情绪,戒烟。

2. 创造有助于交流的环境和方式

给电话听筒加增音装置,门铃应与一盏室内灯相连接,使老年人能应门,帮助老年人将需要解释和说明的事记录下来,使其因听力下降引起的交流障碍影响减至最小。教导与老年人最亲密者多与老年人交谈,让老年人的情绪得到宣泄。交谈应在安静的环境中进行,交谈前先正面进入老年人的视线,轻拍老年人以引起注意。对老年人说话要清楚且慢,不高声喊叫,使用短句表达意思。

3. 定期做听力检查与对应治疗

目前尚无有效的手段治疗老年性聋。只能通过各种方法减缓老年性聋的进展。应用扩张血管、改善微循环、调节营养神经的药物。老年人一旦发觉耳鸣或听力下降,就要到专门的耳鼻喉科门诊做听力检查,尽早发现和治疗。因为听力范围很广,而高频的听力下降,老年人自己不一定能感觉到。一般而言,听力损失在 60 dB 左右,佩戴效果最好。当老年人耳聋经听力测试语频听力损失双侧均在 35～80 dB 时,可佩戴适当型号的助听器,使老年人能正常地参与社会生活。

4. 选择佩戴助听器的指导

经专业人员测试后,根据老年人的要求和经济情况,选戴助听器。盒式助听器操作方便,开关和音量调节灵活,电池耐用,使用经济,但外露明显,会给佩戴者带来压力,且识别率较低,适合于高龄、居家使用,且经济承受能力较低的老年人;眼镜式助听器外观易被接受,没有低频干扰问题,但价格贵,易损坏,鼻梁、耳廓受压明显,不宜长期使用;耳背式助听器没有上述两款的缺点,又具备上述助听器的优良性能,价格适中,但也有影响外耳道固有共振频率的缺点;耳内式助听器更加隐蔽,并保留了人耳的一些固有功能,尤其是最新型的动态语言编码助听器对以高频下降型聋为主的老年人用残存听力最大限度听清和理解语言信息,带来了较为理想的听觉效果,但费用较为昂贵。从听力康复的原则上要求,双侧助听可发挥双耳定向作用。若经济承受能力有限,则单侧佩戴。如果是轻、中度听力损失,纯音听阈均值(pure tone average,PTA)≤70 dB,最好在较差耳选配助听器,若是中重度听力损失(PTA≤90 dB)选择稍好的一侧进行选配。

5. 健康指导

(1) 积极治疗相关慢性病　指导老年人早期、积极治疗慢性疾病,如高血压、冠心病、动脉硬化、高脂血症、糖尿病,减缓对血管的损伤。

(2) 避免服用具有耳毒性的药物　在必须使用时要严格按照医嘱,尽量使用耳毒性低的药物。在必须使用时,用药剂量不可大,时间不可长,并加强观察药物的副反应。

(3) 避免噪声刺激　日常生活和外出时应注意加强个人防护,尽量注意避开噪声大的环境或场所,避免长期的噪声刺激。

【效果评价】

老年人的生活方式得到改善,相关的慢性疾病积极治疗,症状得到控制,老年人对所佩戴的助听器能正确使用,老年人能用语言表达自己积极的自我概念。

(八) 视觉障碍

随着机体的老化,人的视觉功能开始有所减退,而糖尿病、心血管疾病等都影响到眼的血液供应,加重或促使视觉功能的进一步下降。视觉是人体最重要的感觉功能,老年期发生的视觉障碍(vision impaired),使老年人的应对调节感到困难,影响了日常生活维持、外界信息获取、相互交流的进行,生活圈子变得十分窄小。老年人由于孤独、生理性隔离和疾病的影响,可能产生抑郁、自信心降低、自理能力下降和自我保护能力受损等问题。

【护理评估】

1. 健康史

询问老年人近半年内自觉视力有无改变或视力减弱,头痛或眼睛疲倦,发作的程度、部位、时间及特点。了解老年人有无全身性疾病如糖尿病、高血压病等,经常使用眼镜的老年人最近一次眼睛检查及验光后重新配镜的时间,家族中有无青光眼、黄斑变性病史。

2. 视功能的变化与视觉状况

与老化有关的视功能的变化主要有老视、视敏度和对比视敏度开始下降,表现为视物的精细感下降,暗适应能力下降和视野缩小。常见眼科疾病如白内障、青光眼、糖尿病性视网膜病变、老年性黄斑变性等使老年人的视力明显减退甚至失明。

3．辅助检查-眼底镜检查

检查前先扩瞳,可用 2.5％新福林滴眼液,左、右眼各一滴,共滴两次,间隔 10 min,使瞳孔散大至直径 6 mm 以上。持直接检眼镜,用彻照法观察眼的屈光介质有无混浊,通过眼底镜观察视网膜和脉络膜红光发射,见黑色轮廓像晶体浑浊,提示白内障。将检查镜拉到受检眼前 2 cm 处检查眼底,视神经乳头凹陷与颜色变浅表示视神经萎缩。然后观察视网膜后部,直至见到视神经乳头。注意观察视神经乳头边缘与周围是否平坦,若边缘出现倾斜或陷凹,应怀疑青光眼;对照观察两侧视神经乳头凹陷的大小是否对称,不对称常提示眼压升高,视神经乳头有损害;观察黄斑区及临近后部视网膜,眼底镜下表现为边缘模糊的小黄白点,高度怀疑干性老年性黄斑变性;眼底镜检查显示静脉曲张,视网膜广泛出血水肿、视神经乳头边缘模糊与水肿提示视网膜中央静脉阻塞;视神经乳头水肿和一两处出血提示缺血性视神经病变。

4．心理-社会状况

常见的眼科疾患引起视力减退,影响老年人看电视、书报,继而影响了饮食起居,以及外出、社交交往等,严重妨碍了日常生活,老年人自信心降低,容易产生消极悲观情绪。

【常见护理诊断/问题】

1．视觉改变-下降

与白内障、青光眼、糖尿病性视网膜病变、老年性黄斑变性有关。

2．有受伤的危险

与视觉下降有关。

3．自理缺陷

与视力减退有关。

4．社会隔离

与视力减退有关。

【计划与实施】

治疗和护理的总体目标如下:①老年人能够描述视觉改变的表现,并采取有效的措施,减少视力减退对日常生活的影响;②老年人积极治疗眼科常见疾病和相关的慢性疾病;③老年人能采用有助保持眼健康的生活方式。其具体护理措施如下。

1．视觉减退的护理

(1)定期接受眼科检查　对于无糖尿病、心血管疾病病史和家族史且近期无自觉视力减退的年龄＞65 岁的老年人,应每年一次接受眼科检查,包括屈光介质、视敏度、视野和眼底检查。患糖尿病、心血管疾病老年人应每半年检查一次;近期自觉视力减退或眼球胀痛伴头痛的老年人,应马上进行相关视力检查。明确视力下降对阅读、日常生活、社会活动的影响,帮助老年人制订生活计划。

(2)室内光线　提高照明度能弥补老年人视力下降所造成的困难。老年人的居室阳光要充足,晚间用夜视灯以调节室内光线,但应避免单个强光灯泡和刺眼的阳光直接照射到老年人的眼睛,当室外强光照射进窗户时,可用纱质窗帘遮挡。

(3)阅读与书面材料　避免用眼过度疲劳,尤其是精细的用眼活动最好安排在上午进行,看书报、电视的时间不宜过长。老年人对明暗对比度要求较高,故为老年人提供的阅读材料要印刷清晰、字体较大,最好用淡黄色的纸张,避免反光。

(4)物品放置　帮助老年人熟悉日常用品放置的位置,使用的物品应简单,特征性强,为老年人创造一个物品放置固定、有序的生活环境。

（5）外出活动　外出活动安排在白天进行,在光线强烈的户外活动时,宜佩戴抗紫外线的UV太阳镜,从暗处转到亮处时,要停留片刻,待适应后再行走,反之亦然。

2. 积极治疗眼科常见疾病和相关慢性疾病

开角型青光眼要按照医生医嘱使用滴眼剂降低眼压,并终身使用。干性黄斑变性无针对性治疗方法。糖尿病视网膜病变的早期进行激光手术疗效较为满意。渗出型黄斑变性部位在周边的早期用激光去除新生血管膜。白内障、闭角型青光眼均采用手术治疗,手术后近期内避免做弯腰搬重物类体力活动,保持大便通畅,术后佩戴硬质的眼罩,晚上睡觉时要佩戴。控制血糖和血压可防止或减缓部分白内障、糖尿病视网膜病变的发生。

3. 饮食护理

（1）维生素　维生素对老年人的视力保健起着非常重要的作用。每日食用7种以上新鲜的蔬菜、水果400～500 g,经常食用酵母、豌豆、麦芽、花生、牛奶、鱼类食品,烹调油选用麦胚油、玉米胚油,可满足老年人多种维生素的需要。

（2）水分　每日的饮水量包括食物中所含的水达到2500 mL,相当于8杯水,在满足人体需求的同时也帮助稀释血液,有助于眼部的血液供应。对于青光眼的老年人,每次饮水量为200 mL,间隔时间为1～2 h,不致使眼压升高。

（3）健康饮食与生活方式　低脂饮食,戒烟、控制饮酒量、减少含咖啡因食物的摄入,保持一定的运动量,充足的睡眠均有助于眼的保健。

4. 健康指导

（1）配镜指导　配镜前先要验光,确定有无近视、远视和散光,然后按年龄和老视的程度增减屈光度,同时还应考虑平时所习惯的工作距离、适当增减镜片的度数。进行近距离精细工作时,应适当增加老花镜度数,反之,老花镜度数则应适当降低。老年人眼的调节力衰退是随年龄的增长而逐渐发展的,因此,要根据定期眼科检查的情况,更换相适合的眼镜。

（2）滴眼剂的正确使用和保存　用滴眼剂前清洁双手,用示指和拇指分开眼睑,眼睛向上看,将滴眼剂滴在下穹隆内,闭眼,再用示指和拇指提起上眼睑,使滴眼剂均匀地分布在整个结膜腔内。滴药时注意滴管不可触及角膜。每种滴眼剂使用前均要了解其性能、维持时间、适应证和禁忌证,检查有无浑浊、沉淀、超过有效期。β受体阻滞剂用于原发性青光眼病人,但哮喘和慢性阻塞性肺部疾病及心跳低于60次的病人不宜使用。滴药后应按住内眼角数分钟,防止滴眼剂进入泪小管,吸收后影响循环和呼吸。平时要多备一瓶滴眼剂以防遗失时使用。使用周期较长的滴眼剂应放入冰箱冷藏室保存,切不放入贴身口袋。

【护理评价】

老年人定期接受眼科检查,积极治疗眼科疾病并能采取有效的措施,减少视力减退对日常生活的影响,保持规律、健康的生活方式。

（九）口腔干燥

口腔干燥在老年人中很常见,健康老年人中约有40%诉说口腔干燥。正常的唾液量能湿润口腔、维持口腔黏膜的完整性、保持味觉、预防龋齿、帮助说话流畅。在食物团的形成、吞咽和移动过程中唾液也发挥了重要作用。导致老年人口腔干燥原因包括唾液腺自身的退行性变化、疾病及用药对唾液腺分泌产生的影响。

【护理评估】

1. 健康史

（1）口腔干燥情况　询问老年人的口腔干燥情况,有无吞咽困难、牙过敏、龋齿、口臭。是否患有糖尿病、神经衰弱,日常刷牙和义齿的护理方法,家族中有无干燥综合征病人。

（2）治疗情况 是否正在服用使唾液分泌减少的药物,如降血压药、抗胆碱能药、抗抑郁药、抗组织胺药、利尿剂及具有温补作用的中药等,是否因头颈部肿瘤而曾接受外照射治疗。

2. 身体状况

许多老年人诉说口干,而真正唾液腺功能低下者有典型的干性食物吞咽困难,吞咽时需要喝水,进食和说话时口腔和唇部干燥,近期内突然增多的龋齿、口腔内有真菌感染。严重者口唇和口腔黏膜干燥、溃疡、红斑或皱褶。进行口腔检查以了解唾液腺的状况:对主要唾液腺开口触诊判断其开放程度;腺口有脓液提示急、慢性涎腺炎,应取标本做细菌培养药敏试验。

3. 辅助检查

逆行涎管造影以明确有无炎症或阻塞性病变;主要唾液腺的 CT 和 MRI 可帮助检出炎性疾病、阻塞和肿瘤。若怀疑为干燥综合征,应进行小唾液腺活检和泪腺功能检查。

4. 心理-社会状况

口腔干燥老年人常伴有口臭,常使老年人羞于走近他人,难以进行沟通,容易产生孤独感和自卑心理。

【常见护理诊断/问题】

1. 有感染的危险

与唾液分泌减少所致的口腔自洁能力下降、口腔黏膜溃疡有关。

2. 营养失调:低于机体需求

与唾液分泌减少所致的龋齿、牙列缺失、吞咽困难有关。

【计划与实施】

口腔干燥的老年人,其总体治疗与护理目标如下:①老年人能够通过定期的牙科检查、治疗和自我保健,保持口腔的清洁、湿润和牙列、黏膜的健康完整;②积极治疗原发病,食欲和正常的进食未受到影响。其具体的护理措施如下。

1. 采用有益于唾液分泌的措施

对服用药物所致的唾液减少,如某些镇静药、降血压药、阿托品类药、利尿药及具有温补作用的中药等引起的口腔并发症,应减少药物剂量或更换其他药物。若唾液腺尚保留部分分泌功能,可咀嚼无糖型口香糖、含青橄榄或无糖的糖果以刺激唾液分泌。患干燥综合征的老年人,应多食用滋阴清热生津的食物,饮食以少食多餐为宜,忌食辛辣、香燥、温热食品,严禁吸烟。

2. 保持口腔清洁

早晚正确刷牙、餐后漱口,晚上临睡前的刷牙尤为重要,养成餐后使用牙线的习惯。有口腔溃疡者,可经常用金银花、白菊花或乌梅甘草汤等代茶泡服或漱洗口腔。

3. 重视对牙齿、牙龈的保健

养成每日叩齿、按摩牙龈的习惯,以促进局部血液循环,增强牙周组织的功能和抵抗力,保持牙齿的稳固。每年做1~2次牙科检查,及时治疗口腔疾病,修复缺损牙列,做1~2次洁齿治疗,促进牙龈的健康。少食甜食,睡前不吃糖果、糕点。义齿与基牙间易引起菌斑附着,故餐后及夜间在清洁口腔的同时,要取出义齿并刷洗。

4. 健康指导

（1）多食用滋阴清热生津食物 滋阴清热生津食物包括豆豉、丝瓜、芹菜、红梗菜、黄花菜、枸杞头、淡菜、甲鱼等,水果可选择甘寒生津的西瓜、甜橙、梨、鲜藕等。

（2）忌食辛辣、香燥、温热食品　如酒、茶、咖啡、油炸食物、羊肉、狗肉、鹿肉，以及姜、葱、蒜、辣椒、胡椒、花椒、茴香等。

（3）正确刷牙　①牙齿的外侧面和内侧面从牙龈往牙冠方向旋转刷，牙刷毛束的尖端朝向牙龈，即上牙朝上，下牙朝下，牙刷毛与牙面呈 45°角；②刷牙的咬合面，将牙毛放在咬合面上，前后来回刷；③顺牙缝刷洗，刷牙不要遗漏舌面，温水刷牙，每次刷牙时间应达到 3 min，轮换选用数种品牌牙膏，避免使细菌产生耐药性。

（4）牙刷的选择和保管　选用磨头软毛牙刷，每 1～3 个月换新牙刷。刷牙毕即清洗牙刷，刷头向上，置于通风处晾干，以减少细菌的滋生。

（5）叩齿和按摩牙龈　每日晨起或入睡时上下牙齿轻轻对叩数十下，能促进牙体和牙周组织血液循环。用手法压口唇角、中心顶部及底部以按摩牙龈，每日 2～3 次，每次 2～3 min。

【护理评价】

通过治疗与护理后，老年人能够保持口腔清洁、湿润，牙列、黏膜健康完整，饮食正常，营养状态良好。

（郝　萍　杨云衣）

直通护考

A₁型题

1. 促进老年睡眠，下列护理措施不妥的是（　　）。
A. 环境温度维持在 20～30 ℃
B. 睡前用热水泡脚
C. 晚餐不要过饱，睡前少加点心
D. 睡前可短时间听音乐放松
E. 每晚服地西泮，30 min 后上床休息

2. 下列关于老年人睡眠的有关说法，不正确的是（　　）。
A. 合理安排生活起居，按时上床休息，养成良好的睡眠习惯
B. 60～70 岁老年人每日应睡眠 8～9 h
C. 71～90 岁的老年人应睡眠 7～8 h
D. 白天应参加一些力所能及的运动和活动，使身体有一定的疲劳感，利于晚上睡眠
E. 对情绪抑郁、好睡少动的老年人，应限制其白天休息时间

3. 下列对老年人的睡眠呼吸暂停综合征特点叙述有误的一项是（　　）。
A. 老年睡眠呼吸暂停综合征患者中，重度者较少
B. 老年人失眠者较多，常服用安眠药物
C. 长期睡眠呼吸暂停可导致老年人记忆力下降
D. 经过治疗，去除睡眠呼吸暂停后，老年患者的记忆力、反应灵活性未得到改善
E. 呼吸暂停引起的缺氧可以导致高血压、心脏缺血、心律失常，容易夜间死亡

4. 确诊睡眠呼吸暂停综合征的主要检查手段是（　　）。
A. 上气道 CT 断层扫描、磁共振
B. 内镜检查
C. B 超
D. 多导睡眠图仪（PSG）监测
E. 测定血含氧量是否降低

5. 目前治疗 OSAS 最有效的非手术治疗方法是（　　）。

A. 氧疗   B. 专用矫治器   C. 悬雍垂腭咽成型术

D. 气管造口术   E. 经鼻持续气道正压通气(CPAP)

6. 下面哪一项不是骨质疏松症的常见临床表现？（　　）

A. 腰背痛   B. 形体改变   C. 骨折   D. 肌无力   E. 手足抽搐

7. 诊断骨质疏松症最有价值的检查是（　　）。

A. X 线拍片   B. 骨代谢生化检查   C. 骨密度检查

D. 肝、肾功能   E. 血钙、血磷测定

8. 负荷体重的关节最易发生关节炎性症状，常见的部位是（　　）。

A. 髋关节   B. 踝关节   C. 膝关节   D. 胸椎   E. 腰椎

项目九 老年人常见疾病与护理

学习目标

1. 掌握老年人常见疾病的护理原则及方法。
2. 熟悉老年人常见疾病主要表现特点,了解老年人常见疾病相关病因。
3. 培养关爱老年人、预防为主的护理观念。

案例导入

马奶奶,88岁,身患糖尿病38年、高血压病33年,脑血栓致偏瘫10年。发热、咳嗽、端坐呼吸困难3天医治效果不佳,今日出现酮症酸中毒,呼吸衰竭、心力衰竭,自己坚决要求放弃治疗。但她的儿女们对是否继续抢救发生严重分歧。作为主管护士你将如何处理呢?

老年病是指老年人发病率明显增高的疾病。因为老龄本身就是多种老年病的危险因素,故与增龄相关的老年病随着人口的老龄化逐年增多。据北京老年医学研究所对我国老年流行病学的研究结果显示,我国老年人前四位常见病依次是高血压病、冠心病、脑血管病和恶性肿瘤。2005年,我国高血压病人达1.6亿,其中主要为老年人。老年性痴呆则有300万~400万,其中上海和北京地区患病率为4.2%~6.1%(相近于欧美的5.0%)。骨质疏松症患病率随增龄明显增高,60~69岁男女患病率分别为33%和73.8%,70~79岁分别为55.6%和89.7%,80岁以上分别为65.4%和100%。我国老年人死亡的主要原因依次为恶性肿瘤、心血管病、脑血管病及呼吸系统疾病。

老年人由于抵抗力低下及应用多种抗生素引起的菌群失调,导致感染性疾病发病率高,感染的好发部位为呼吸系统、泌尿生殖系统、胆道,且易致菌血症和败血症。同时,因老化而引起的一些老年高发疾病,如心脑血管病、糖尿病、退行性关节病、恶性肿瘤及痴呆等成为威胁老年人生存和生活质量的重大问题。源自不同器官系统的老年病表现出共有的临床特征如下:①起病隐匿,发展缓慢;②症状及体征不典型;③多种疾病同时存在;④易出现水电解质紊乱;⑤易出现意识障碍;⑥易存在并发症和后遗症;⑦伴发各种心理反应;⑧预后不良,治愈率低,死亡率高。老年病的特殊性要求必须对老年人做广泛而深入的评估,应考虑到认知、营养、生活经历、环境、活动及压力等一切影响因素,从多途径提供满足病人所需的一系列照顾活动,尤其要加强个体的自我照顾能力,使老年人保持尊严和舒适,提高生活质量。

一、老年期抑郁症病人的护理

老年期抑郁症(depression in the elderly)泛指存在于老年期(年龄≥60岁)这一特定人群的抑郁症,包括原发性抑郁(含青年或成年期发病,老年期复发)和见于老年期的各种继发性抑郁。它以持久的抑郁心境为主要临床特征,其主要表现为情绪低落、焦虑、迟滞和躯体不适等,且不能归于躯体疾病和脑器质性病变。老年期抑郁症具有缓解和复发的倾向,缓解期间精神活动保持良好,一般不残留人格缺损,也无精神衰退指征,部分病例预后不良,可发展为难治性抑郁症。

抑郁症是老年人最常见的精神疾病之一。国外65岁以上老年人抑郁症患病率在社区为8%～15%,在老年护理机构约为30%;我国老年人抑郁症患病率北京为1.57%,上海为5.28%,并随老龄化社会的进展日趋上升。抑郁症还因反复发作,使病人丧失劳动能力和日常生活功能,导致精神残疾。相关研究发现,老年人自杀和有自杀企图者50%～70%继发于抑郁症。因此老年期抑郁已构成全球性的重要精神卫生保健问题,被世界卫生组织列为各国的防治目标之一。

【护理评估】

1. 健康史

多数病人具有数月的躯体症状,如头痛、头昏、乏力,全身部位不确定性不适感,失眠、便秘等。有些病人患有慢性疾病,如高血压病、冠心病、糖尿病及癌症等,或有躯体功能障碍。另外,老年期抑郁症的发病与下列因素有关。

(1)遗传因素 早年发病的抑郁症病人,具有明显的遗传倾向。

(2)生化异常 增龄引起中枢神经递质改变如5-羟色胺(5-HT)和去甲肾上腺素(NE)功能不足及单胺氧化酶(MAO)活性升高,影响情绪的调节。

(3)神经-内分泌功能失调 下丘脑-垂体-肾上腺皮质轴功能失调导致昼夜周期波动规律紊乱。

(4)心理社会因素 心理社会因素对抑郁症的发病有一定的影响。

2. 临床表现

老年抑郁症病人的症状与青壮年病人的基本相似,有三大主要症状,即心境低落、思维迟缓和行为抑制的"三低"症状,也有如下特点。

(1)疑病性 病人常从一种不太严重的身体疾病开始,继而出现焦虑、不安、抑郁等情绪,由此反复去医院就诊,要求医生给以保证,若要求得不到满足则抑郁症状更加严重。疑病性抑郁症病人疑病内容常涉及消化系统症状,便秘、胃肠不适是此类病人最常见也是较早出现的症状之一。

(2)激越性 激越性抑郁症最常见于老年人,表现为焦虑恐惧,终日担心自己和家庭将遭遇不幸,大祸临头,搓手顿足,坐卧不安,惶惶不可终日;夜晚失眠。或反复追念着以往不愉快的事,责备自己做错了事导致家人和其他人的不幸,对不起亲人,对环境中的一切事物均无兴趣,可出现冲动性自杀行为。

(3)隐匿性 抑郁症的核心症状是心境低落,但老年抑郁症病人大多数以躯体症状作为主要表现形式,常见的躯体症状有睡眠障碍、头疼、疲乏无力、胃肠道不适、食欲下降、体重减轻、便秘、颈背部疼痛、心血管症状等,情绪低落不太明显,因此极易造成误诊。隐匿性抑郁症常见于老年人,以上症状往往查不出相应的阳性体征,服用抗抑郁药可缓解、消失。

（4）迟滞性　表现为行为阻滞，通常以随意运动缺乏和缓慢为特点，肢体活动减少，面部表情减少，思维迟缓、内容贫乏、言语阻滞。病人大部分时间处于缄默状态，行为迟缓，重则双目凝视，情感淡漠，对外界动向无动于衷。

（5）妄想性　大约有15％的病人抑郁比较严重，可以出现妄想或幻觉，看见或听见不存在的东西；认为自己犯下了不可饶恕的罪恶，听见有声音控诉自己的不良行为或谴责自己，让自己去死。由于缺乏安全感和无价值感，病人认为自己已被监视和迫害。这类妄想一般以老年人的心理状态为前提，与他们的生活环境和对生活的态度有关。

（6）自杀倾向　自杀倾向是抑郁症最危险的症状。抑郁症病人由于情绪低落、悲观厌世，严重时很容易产生自杀念头，且由于病人思维逻辑基本正常，实施自杀的成功率也较高。据研究，抑郁症病人的自杀率比一般人群高20倍。自杀行为在老年期抑郁症病人中很常见，而且很坚决，部分病人可以在下定决心自杀之后，表现出镇定自若，不再有痛苦的表情，进行各种安排，如会见亲人、寻求自杀的方法及时间等。因此，常由于病人所表现出的这种假象，而使亲人疏于防范，很容易使自杀成为无可挽回的事实。由于自杀是在疾病发展到一定严重程度时才发生的，所以尽早发现疾病，尽早治疗，对抑郁症的病人非常重要。

（7）抑郁症性假性痴呆　抑郁症性假性痴呆常见于老年人，为可逆性认知功能障碍，经过抗抑郁治疗可以改善。

（8）季节性　有些老年人具有季节性情感障碍的特点。抑郁常于冬季发作，春季或夏季缓解。

3．辅助检查

可采用标准化评定量表对抑郁的严重程度进行评估，如老年抑郁量表（GDS）、流调中心用抑郁量表（CES-D）、汉密尔顿抑郁量表（HAMD）、Zung抑郁自评量表（SDS）、Beck抑郁问卷（BDI），其中GDS较常用。CT、MRI显示脑室扩大和皮质萎缩。

4．心理-社会状况

老年期遭遇到的生活事件如退休、丧偶、独居、家庭纠纷、经济窘迫、躯体疾病等对老年抑郁症产生、发展的作用已被许多研究所证实。此外，具有神经质性格的人比较容易发生抑郁症。老年人的抑郁情绪还与消极的认知应对方式如自责、回避、幻想等有关，积极的认知应对有利于保持身心健康。

【常见护理诊断/问题】

1．个人应对无效

与不能满足角色期望、无力解决问题、认为自己丧失工作能力成为废人、社会参与改变、对将来丧失信心、使用心理防卫机制不恰当有关。

2．思维过程紊乱

与消极的认知态度有关。

3．睡眠型态紊乱

与精神压力有关。

4．有自杀的危险

与严重抑郁悲观情绪、自责自罪观念、有消极观念和自杀企图和无价值感有关。

【护理计划与实施】

治疗护理的总体目标如下：老年抑郁症病人能减轻抑郁症状，减少复发的危险，提高生活质量，促进身心健康状况，减少医疗费用和死亡率。治疗原则如下：采取个体化原则，尽早治疗,一般为非住院治疗,但对有严重自杀企图或曾有自杀行为或身体明显虚弱或严重激越者需住院治疗,以药物治疗为主,配合心理治疗、电抽搐治疗。其具体护理措施如下。

1. 日常生活护理

(1) 保持合理的休息和睡眠　生活要有规律,鼓励病人白天参加各种娱乐活动和适当的体育锻炼;晚入睡前喝热饮、热水泡脚或洗热水澡,避免看过于兴奋、激动的电视节目或会客、谈病情;为病人创造舒适安静的入睡环境,确保病人充足睡眠。

(2) 加强营养　饮食方面,既要注意营养成分的摄取,又要保持食物的清淡。多吃高蛋白、富含维生素的食品,如牛奶、鸡蛋、瘦肉、豆制品、水果、蔬菜等,少吃糖类、淀粉食物。

2. 用药护理

(1) 密切观察药物疗效和可能出现的不良反应,及时向医生反映　目前临床上应用的常见抗抑郁药如下。①三环类和四环类抗抑郁药。以多虑平、阿米替林、氯丙嗪、麦普替林、米安色林等为常用,这些药物应用时间较久,疗效肯定,但可出现口干、便秘、视线模糊、体位性低血压、嗜睡、心动过速、无力、头晕、心脏传导阻滞、皮疹、诱发癫痫等副作用,对老年患者不作首选药物。②选择性 5-羟色胺再摄取抑制剂(SSRI)。主要应用的有氟西汀、帕罗西汀、氟伏沙明、舍曲林及西酞普兰五种。常见副作用有头痛、影响睡眠、食欲不振、恶心等,症状轻微,多发生在服药初期,之后可消失,不影响治疗的进行。③单胺氧化酶抑制剂(MAOIs)和其他新药物。因前者毒副作用大,后者临床应用时间不长,可供选用,但不作为一线药物。

(2) 坚持服药　因抑郁症治疗用药时间长,有些药物有不良反应,病人往往对治疗信心不足或不愿治疗,可表现为拒药、藏药或随意增减药物。要耐心说服病人严格遵医嘱服药,不可随意增减药物,更不可因药物不良反应而中途停服。另外,由于老年抑郁症容易复发,因此强调长期服药,对于大多数病人应持续服药 2 年,而对于有数次复发的病人,服药时间应该更长。

3. 严防自杀

自杀观念与行为是抑郁病人最严重而危险的症状。病人往往事先计划周密,行动隐蔽,甚至伪装病情好转以逃避医护人员与家属的注意,并不惜采取各种手段与途径,以达到自杀的目的。

(1) 识别自杀动向　首先应与病人建立良好的治疗性人际关系,在与病人的接触中,应能识别自杀动向,如在近期内曾经有过自我伤害或自杀未遂的行为,或焦虑不安、失眠、沉默少语,或抑郁的情绪突然"好转",在危险处徘徊,拒餐、卧床不起等,应给予其心理上的支持,使他们振作起来,避免意外发生。

(2) 环境布置　病人住处应光线明亮,空气流通、整洁舒适,墙壁以明快色彩为主,并挂上壁画,摆放适量的鲜花,以利于调动病人积极良好的情绪,焕发对生活的热爱。

(3) 专人守护　对于有强烈自杀企图的病人要专人 24 h 看护,不离视线,必要时经解释后予以约束,以防意外,尤其夜间、凌晨、午间、节假日等人少的情况下,要特别注意防范。

(4) 工具及药物管理　自杀多发生于一刹那间,凡能成为病人自伤的工具都应管理起来;妥善保管好药物,以免病人一次性大量吞服,造成急性药物中毒。

4. 心理护理

(1) 阻断负向的思考　抑郁病人常会不自觉对自己或事情保持负向的看法,护理人员应该协助病人确认这些负向的想法并加以取代和减少。其次,可以帮助病人回顾自己的优点、长处、成就来增加正向的看法。此外,要协助病人检视其认知、逻辑与结论的正确性,修正不合实际的目标,协助病人完成某些建设性的工作和参与社交活动,减少病人的负向评价,并提供正向增强自尊的机会。

（2）鼓励病人抒发自己的想法　严重抑郁病人思维过程缓慢,思维量减少,甚至有虚无罪恶妄想。在接触语言反应很少的病人时,应以耐心、缓慢及非语言的方式表达对病人的关心与支持,通过这些活动逐渐引导病人注意外界,同时利用治疗性的沟通技巧,协助病人表述其看法。

（3）学习新的应对技巧　为病人创造和利用各种个人或团体人际接触的机会,以协助病人改善处理问题、人际互动的方式、增强社交的技巧,并教会病人亲友识别和鼓励病人的适应性行为,忽视不适应行为,从而改变病人的应对方式。

5. 健康指导

（1）不脱离社会,培养兴趣　老年人要面对现实,合理安排生活,多与社会保持密切联系,常动脑,不间断学习;参加一定限度的力所能及的劳作;按照自己的志趣培养爱好,如种花、钓鱼、书法、摄影、下棋、集邮等。

（2）鼓励子女与老年人同住　子女对于老年人,不仅要在生活上给予照顾,同时要在精神上给予关心,提倡精神赡养。和睦、温暖的家庭和社交圈,有助于帮助老年人预防和渡过灰色的抑郁期。避免或减少住所的搬迁,以免老年人不易适应陌生环境而感到孤独。

（3）社会重视　社区和老年护理机构等应创造条件让老年人进行相互交往和参加一些集体活动,针对老年期抑郁症的预防和心理健康促进等开展讲座,有条件的地区可设立网络和电话热线进行心理健康教育和心理指导。

【护理评价】

护理人员可从情绪、行为及认知等角度来评价个体是否能面对现实、解决内在的冲突、增强处理焦虑和应激的能力,是否增强了自信心和自我价值感、重建和维持人际关系和社会生活,是否有自杀念头或行为等。

二、老年期痴呆病人的护理

老年期痴呆（dementia in the elderly）是指发生在老年期由于大脑退行性病变、脑血管性病变、脑外伤、脑肿瘤、颅脑感染、中毒或代谢障碍等各种病因所致的以痴呆为主要临床表现的一组疾病。老年期痴呆主要包括阿尔茨海默病（Alzheimer's disease,AD,简称老年性痴呆）、血管性痴呆（vascular dementia,VD）、混合性痴呆和其他类型痴呆,如帕金森病、酒精依赖、外伤等引起的痴呆。其中以 AD 和 VD 为主,占全部痴呆的 70%～80%。AD 是一组病因未明的原发性退行性脑变性疾病。AD 起病可在老年前期（早老性痴呆）,但老年期的（老年性痴呆）发病率更高。在神经细胞之间形成大量以沉积的 β 淀粉样蛋白为核心的老年斑（senile plaques,SP）和神经细胞内存在神经元纤维缠结（neurofibrillary tangles,NFT）是 AD 最显著的组织病理学特征。VD 是指由各种脑血管病导致脑循环障碍后引发的脑功能降低所致的痴呆。VD 大都在 70 岁以后发病,在男性、高血压和（或）糖尿病病人、吸烟过度者中较为多见。若能控制血压和血糖、戒烟,一般能使进展性血管性痴呆的发展有所减慢。据欧美国家的统计,60 岁以上老年人痴呆的患病率为 6%～12%,85 岁以上的老年人则为 20%～40%,其中半数以上为 AD,全世界老年性痴呆发病人数高达 1200 万。在美国,AD 已成为仅次于心血管病、癌症和脑卒中的第四大导致死亡的疾病。我国老年性痴呆和帕金森病流行病学研究调查表明,老年期痴呆的患病率在 65 岁以上人群当中平均为 6.6%;北京市 65 岁以上老年期痴呆症患病率为 7.2%,其中 AD 患病率为 4.2%,VD 为 3%;调查还显示,AD 患病率每增长 5 岁约增长一倍,如 70～75 岁患病率约为 5.3％,75～80 岁为 11％,80 岁以上高达 22％。估计我国现有痴呆的老年病人超过 500 万,并将随着老龄化进程而成倍增加。老年期痴呆给老年人带来不幸、给家庭带来痛苦、给社会带来负担,已引起广泛关注,AD 和 VD 成为目前的研究热点。

【护理评估】

1. 健康史

(1) 了解老年人有无脑外伤、心脑血管疾病、糖尿病、既往卒中史、吸烟等。

(2) 评估老年人有无 AD 发病的可能因素:① 遗传因素,早发家族性 AD(familial Alzheimer's disease,FAD)与第 1、14、21 号染色体存在基因异常有关,65％～75％散发 AD 及晚发 FAD 与第 19 号染色体 ApoEε4(载脂蛋白 ε4)基因有关;②神经递质乙酰胆碱减少,影响记忆和认知功能;③免疫系统机能障碍:老年斑中淀粉样蛋白原纤维中发现有免疫球蛋白存在;④慢性病毒感染;⑤铝的蓄积;⑥高龄;⑦文化程度低等。

2. 临床表现

AD 和 VD 在临床上均有构成痴呆的记忆障碍和精神症状的表现,但二者又在多方面存在差异,见表 9-1。此外,VD 的临床表现除了构成痴呆的记忆障碍及精神症状外,还有脑损害的局灶性神经精神症状,如偏瘫、感觉丧失、视野缺损等,并且 VD 的这些临床表现与病损部位、大小及发作次数关系密切。

表 9-1　AD 与 VD 的鉴别

项目	AD	VD
起病	隐匿	起病迅速
病程	缓慢持续进展,不可逆	呈阶梯式进展
认知功能	可出现全面障碍	有一定的自知力
人格	常有改变	保持良好
神经系统体征	发生在部分病人中,多在疾病后期发生	在痴呆的早期就有明显的脑损害的局灶性症状体征

AD 则根据病情演变,一般分为如下三期。

(1) 第一期(遗忘期,早期)　①首发症状为记忆减退,尤其是近期记忆,不能学习和保留新信息;②语言能力下降,找不出合适的词汇表达思维内容甚至出现孤立性失语;③空间定向不良,易于迷路;④抽象思维和恰当判断能力受损;⑤情绪不稳,情感可较幼稚,或呈儿童样欣快,情绪易激惹,出现偏执、急躁、缺乏耐心、易怒等;⑥人格改变,如主动性减少、活动减少、孤僻、自私、对周围环境兴趣减少、对人缺乏热情,敏感多疑。本期病程可持续 1～3 年。

(2) 第二期(混乱期,中期)　①完全不能学习和回忆新信息,远事记忆力受损但未完全丧失;②注意力不集中;③定向力进一步丧失,常去向不明或迷路,并出现失语、失用、失认、失写、失计算;④日常生活能力下降,如洗漱、梳头、进食、穿衣及大小便等需别人协助;⑤人格进一步改变,如兴趣更加狭窄,对人冷漠,甚至对亲人漠不关心,言语粗俗,无故打骂家人,缺乏羞耻感和伦理感,行为不顾社会规范,不修边幅,不知整洁,将他人之物据为己有,争吃抢喝类似孩童,随地大小便,甚至出现本能活动亢进,当众裸体,甚至发生违法行为;⑥行为紊乱,如精神恍惚,无目的性翻箱倒柜,爱藏废物,视作珍宝,怕被盗窃,无目的徘徊、出现攻击行为等,也有动作日渐少、端坐一隅、呆若木鸡者。本期是本病护理照管中最困难的时期,该期多在起病后的 2～

10 年。

（3）第三期（极度痴呆期，晚期）　①生活完全不能自理，两便失禁；②智能趋于丧失；③无自主运动，缄默不语，成为植物人状态，常因吸入性肺炎、压疮、泌尿系统感染等并发症而死亡。该期多在发病后的 8～12 年。

3. 辅助检查

（1）影像学检查　对于 AD 病人，CT 或 MRI 显示有脑萎缩，且进行性加重；正电子发射体层摄影（PET）可测得大脑的葡萄糖利用和灌流在某些脑区（在疾病早期阶段的顶叶和颞叶，以及后期阶段的额前区皮层）有所降低。对 VD 病人，CT 或 MRI 检查发现有多发性脑梗死，或多发性腔隙性脑梗死，多位于丘脑及额颞叶，或有皮质下动脉硬化性脑病表现。

（2）心理测验　MMSE、长谷川痴呆量表可用于筛查痴呆；韦氏记忆量表和临床记忆量表可测查记忆；韦氏成人智力量表可进行智力测查。采用 Hachinski 缺血量表可对 AD 和 VD 进行鉴别（表 9-2）。

表 9-2　Hachinski 缺血量表

临 床 表 现	分数	临 床 表 现	分数
1. 突然起病	2	8. 情感脆弱	1
2. 病情逐步恶化	1	9. 高血压病史	1
3. 病程有波动	2	10. 卒中发作史	2
4. 夜间意识模糊明显	1	11. 合并动脉硬化	2
5. 人格相对保存完整	1	12. 神经系统局灶症状	2
6. 情绪低落	1	13. 神经系统局灶形体征	2
7. 躯体性不适的主诉	1		

注：Hachinski 法评定：满分为 18 分，≤4 分为 AD，≥7 分为 VD。

4. 心理-社会状况

（1）心理方面　老年期痴呆病人大多数时间限制在家里，常感到孤独、寂寞、羞愧、抑郁，甚至有自杀行为。

（2）社会方面　痴呆病人患病时间长、自理缺陷、人格障碍，需家人付出大量时间和精力进行照顾，常给家庭带来很大的烦恼，也给社会添加了负担，尤其是付出与效果不成正比时，有些家属会失去信心，甚至冷落、嫌弃老年人。

【常见护理诊断/问题】

1. 记忆受损

与记忆进行性减退有关。

2. 自理缺陷

与认知行为障碍有关。

3. 思维过程紊乱

与思维障碍有关。

4. 语言沟通障碍

与思维障碍有关。

5. 照顾者角色紧张

与老年人病情严重和病程的不可预测及照顾者照料知识欠缺、身心疲惫有关。

【护理计划与实施】

治疗护理的总体目标如下:老年期痴呆病人能最大限度地保持记忆力和沟通能力,提高日常生活自理能力,能较好地发挥残存功能,生活质量得以提高,家庭能应对照顾痴呆老年人。防治原则包括重在预防、早期发现和早期诊治、积极治疗已知的血管病变和防止卒中危险因素。具体护理措施如下。

1. 日常生活护理

(1)老年期痴呆病人的日常生活护理及照料指导

①穿着:a.衣服按穿着的先后顺序叠放;b.避免太多纽扣,以拉链取代纽扣,以弹性裤腰取代皮带;c.选择不用系带的鞋子;d.选用宽松的内裤,女性胸罩选用前扣式;e.说服病人接受合适的衣着,不要与其争执,慢慢给予鼓励,例如,告诉病人这条裙子很适合她,然后再告知穿着的步骤。

②进食:a.定时进食,最好是与其他人一起进食;b.如果病人不停地想吃东西,可以把用过的餐具放入洗涤盆,以提醒病人在不久前才进餐完毕;c.病人如果偏食,注意是否有足够的营养;d.允许病人用手拿取食物,进餐前协助清洁双手,亦可使用一些特别设计的碗筷,以减低病人使用的困难;e.给病人逐一解释进食的步骤,并作示范,必要时予以喂食;f.食物要简单、软滑,最好切成小块;g.进食时,将固体和液体食物分开,以免病人不加咀嚼就把食物吞下而可能导致窒息;h.假牙必须安装正确并每天清洗;i.每天安排数次喝水时间,并注意水不可过热。

③睡眠:a.睡觉前让病人先上洗手间,可避免半夜醒来;b.不要让病人在白天睡得过多;c.给予病人轻声安慰,有助病人入睡;d.如果病人以为是日间,切勿与其争执,可陪伴病人一段时间,再劝说病人入睡。

(2)自我照顾能力的训练　对于轻、中度痴呆病人,应尽可能给予自我照顾的机会,并进行生活技能训练,如反复练习洗漱、穿脱衣服、用餐、如厕等,以提高老年人的自尊。应理解老年人的动手困难,鼓励并赞扬其尽量自理的行为。

(3)病人完全不能自理时应专人护理　注意翻身和营养的补充,防止感染等并发症的发生。

2. 用药护理

老年期痴呆的治疗常常用到一些药物,并以口服为主,胆碱酯酶抑制剂在疾病的早期阶段可暂时改善记忆功能,银杏叶浸出物可改善 AD 或 VD 病人的记忆丧失和其他症状,积极治疗脑血管疾病以预防和缓解 VD 症状。照料老年痴呆病人服药应注意以下几点。

(1)全程陪伴　痴呆老年人常忘记吃药、吃错药,或忘了已经服过药又过量服用,所以老年人服药时必须有人在旁陪伴,帮助病人将药全部服下,以免遗忘或错服。痴呆老年人常不承认自己有病,或者因幻觉、多疑而认为给的是毒药,所以他们常拒绝服药。需要耐心说服,向病人解释,可以将药研碎拌在饭中吃下,对拒绝服药的病人,一定要看着病人把药吃下,让病人张开嘴,察看其是否咽下,防止病人在无人看管时将药吐掉。

(2)重症老年人服药　吞咽困难的病人不宜吞服药片,最好研碎后溶于水中服用;昏迷的病人可通过胃管注入药物。

(3)观察不良反应　痴呆老年人服药后常不能诉说不适,要细心观察病人有何不良反应,及时报告医生,调整给药方案。

(4)药品管理　对伴有抑郁症、幻觉和自杀倾向的痴呆老年人,一定要将药品管理好,放到病人拿不到或找不到的地方。

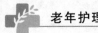

3. 智能康复训练

（1）记忆训练　鼓励老年人回忆过去的生活经历，帮助其认识目前生活中的人和事，以恢复记忆并减少错误判断；鼓励老年人参加一些力所能及的社交活动，通过动作、语言、声音、图像等信息刺激，提高记忆力。对于记忆障碍严重者，通过编写日常生活活动安排表、制订作息计划、挂放日历等，帮助记忆。对容易忘记的事或经常出错的程序，设立提醒标志，以帮助记忆。

（2）智力锻炼　可进行拼图游戏，对一些图片、实物、单词做归纳和分类，进行由易到难的数字概念和计算能力训练等。

（3）理解和表达能力训练　在讲述一件事情后，提问让老年人回答，或让其解释一些词语的含义。

（4）社会适应能力的训练　结合日常生活常识，训练老年人自行解决日常生活中的问题。

4. 安全护理

（1）提供较为固定的生活环境　尽可能避免搬家，当病人要到一个新地方时，最好能有他人陪同，直至病人熟悉了新的环境和路途。

（2）佩戴标志　病人外出时最好有人陪同或佩戴写有病人姓名和电话的卡片或手镯，有助于迷路时被人送回。

（3）防止意外发生　老年期痴呆病人常可发生跌倒、烫伤、烧伤、误服、自伤或伤人等意外。应将老年人的日常生活用品放在其看得见找得着的地方，减少室内物品位置的变动，地面注意防滑，以防跌伤骨折。病人洗澡、喝水时注意水温不能太高，热水瓶应放在不易碰撞之处，以防烫伤。不要让病人单独承担家务，以免发生煤气中毒或因缺乏应急能力而导致烧伤、火灾等意外。有毒、有害物品应放入加锁的柜中，以免误服中毒。尽量减少病人的单独行动，锐器、利器应放在隐蔽处，以防痴呆老年人因不愿给家人增加负担或在抑郁、幻觉或妄想的支配下发生自我伤害或伤人。当病人出现暴力行为时，不要以暴还暴，保持镇定，尝试引开病人的注意，找出导致暴力表现的原因，针对原因采取措施，防止类似事件再发生。如果暴力表现变频，与医生商量，给予药物控制。

5. 心理护理

（1）陪伴关心老年人　鼓励家人多陪伴老年人，给予老年人各方面必要的帮助，多陪老年人外出散步，或参加一些学习和力所能及的社会、家庭活动，使其减少孤独、寂寞感，感到家庭的温馨和生活的快乐。

（2）开导老年人　多安慰、支持、鼓励老年人，遇到病人情绪悲观时，应耐心询问原因，予以解释，播放一些轻松愉快的音乐以活跃情绪。

（3）维护老年人的自尊　注意尊重老年人的人格；对话时要和颜悦色，专心倾听，回答询问时语速要缓慢，使用简单、直接、形象的语言；多鼓励、赞赏、肯定病人在自理和适应方面做出的任何努力。切忌使用刺激性语言，避免使用呆傻、愚笨等词语。

（4）不嫌弃老年人　要有足够的耐心，态度温和，周到体贴，不厌其烦，积极主动地去关心照顾老年人，以实际行动温暖老年人的心灵。

6. 照顾者的支持指导

教会照顾者和家属自我放松方法，合理休息，寻求社会支持，适当利用家政服务机构和社区卫生服务机构及医院和专门机构的资源，组织有痴呆病人的家庭相互交流，相互联系与支持。

7. 健康指导

（1）及早发现痴呆　大力开展科普宣传,普及有关老年期痴呆的预防知识和痴呆早期症状即轻度认知障碍和记忆障碍知识。全社会参与防治痴呆,让公众掌握痴呆早期症状的识别。重视对痴呆前期的及时发现,鼓励凡有记忆减退主诉的老年人应及早就医,以利于及时发现介于正常老化和早期痴呆之间的轻度认知损伤(mild cognition impairment,MCI),对老年期痴呆做到真正意义上的早期诊断和干预。

（2）早期预防痴呆　①老年期痴呆的预防要从中年开始做起;②积极用脑、劳逸结合,保护大脑,保证充足睡眠,注意脑力活动多样化;③培养广泛的兴趣爱好和开朗性格;④培养良好的卫生饮食习惯,多吃富含锌、锰、硒、锗类的健脑食物,如贝壳类、鱼类、乳类、豆类、坚果类等,适当补充维生素 E,中医的补肾食疗方有助于增强记忆力;⑤戒烟限酒;⑥尽量不用铝制炊具,经常将过酸过咸的食物在铝制炊具中存放过久,会使铝深入食物而被吸收;⑦积极防治高血压、脑血管病、糖尿病等慢性病;⑧按摩或艾灸任脉的神阙、气海、关元,督脉的命门、大椎、膏肓、肾俞、志室及胃经的足三里穴(双侧),可有补肾填精助阳、防止衰老和预防痴呆的效果;⑨许多药物能引起中枢神经系统不良反应,包括精神错乱和倦怠,尽可能避免使用镇静剂(如苯二氮䓬类药物)、抗胆碱能药物(如某些三环类抗抑郁剂、抗组胺制剂、抗精神病药物及苯甲托品)。

【护理评价】

经过预防、治疗和护理干预后,老年人的认知能力有所提高,并能最大限度地保持社交能力和日常生活自理能力,生活质量有所提高。

三、老年胃食管反流病病人的护理

胃食管反流病(gastroesophageal reflux disease,GERD)是指由于防御机制减弱或受损,使得胃、十二指肠内容物通过松弛的食管下括约肌反流的强度、频率和时间超过组织的抵抗力,从而进入食管下端,引起一系列症状。根据有无组织学改变分为两类:①反流性食管炎:食管有炎性组织学改变;②症状性反流:客观方法证实有反流,但未见组织学改变。GERD 主要表现为烧心、反酸、反食等。其发生原因包括食管裂孔疝、胃酸分泌增多、胃排空延迟及消化功能紊乱等。老年人因膈肌、韧带松弛,食管裂孔疝的发生率较高,所以 GERD 的发生率明显提高,国外 GERD 的发病高峰期为 60～70 岁,国内尚缺乏老年人胃食管反流病的流行病学资料。

【护理评估】

1. 健康史

（1）消化性疾病　食管裂孔疝可导致压力性反流增多,少数高酸性疾病如胃泌素瘤、十二指肠溃疡常有胃酸分泌过多,幽门梗阻使一过性食管下括约肌松弛增多,各种非器质性病变如非溃疡性消化不良、肠易激综合征常有食管异常运动,以上原因均可引起 GERD。

（2）全身性疾病　糖尿病并发神经病变致胃肠自主神经受累,进行性系统硬化症使食道平滑肌受累,均可引起食管、胃肠道蠕动减弱,导致 GERD 发生。

（3）其他　吸烟、浓茶及部分饮料可降低食管下括约肌的压力,高脂肪可延缓胃的排空,有些药物可松弛食管下括约肌,以上因素均与 GERD 的发生有关。

2. 身体评估

（1）反流症状　主要表现为反酸、反食、反胃、嗳气等,餐后明显或加重,平卧或弯腰时易出现;反酸常伴烧心,是胃食管反流病最常见的症状。

(2)反流物刺激食管的症状 主要表现为烧心、胸痛、吞咽困难等。烧心多在餐后 1 h 出现,卧位、前倾或腹压增高时加重。胸痛为胸骨后或剑突下疼痛,严重时可放射至胸部、后背、肩部、颈部、耳后。吞咽困难呈间歇性,进食固体或液体食物均可发生。严重食管炎或食管溃疡者可有下咽疼痛。

(3)食管以外刺激症状 主要表现为咳嗽、哮喘及声嘶。咳嗽多在夜间,呈阵发性,伴有气喘。

3. 辅助检查

(1)X 线钡餐检查 可见钡剂频繁地反流入食管下段,食管蠕动有所减弱,食管下段痉挛及运动异常;有时可见食管黏膜不光滑,有龛影、狭窄及食管裂孔疝的表现。

(2)内镜检查 食管黏膜可有损伤、炎症或狭窄,同时,结合病理活检,可确定是否为 Barrett 食管。Barrett 食管是指距食管与胃交界的齿状线 2 cm 以上部位的鳞状上皮被柱状上皮取代。对内镜下反流性食管炎的分级,国外多采用洛杉矶分级法:正常,食管黏膜无缺损;A 级,一个或一个以上食管黏膜缺损,长径小于 5 mm;B 级,一个或一个以上黏膜缺损,长径大于 5 mm,但无融合性病变;C 级,黏膜缺损有融合,但小于 75% 的食管周径;D 级,黏膜缺损融合,至少达到 75% 的食管周径。

(3)其他 24 h 食管 pH 监测可确定胃食管反流的程度、食管清除反流物的时间及胸痛与反流之间的关系。食管酸灌注(Bernstein)试验可区分胸痛为食管源性还是心源性。食管测压试验可确定食管下括约肌的基础压力及动态变化,了解食管蠕动波幅、持续时限及食管清除功能。

4. 心理-社会状况

饮食在生活中呈现的意义不只是营养供给,更是一种享受,而患本病的老年人由于进食及餐后的不适,会对进餐产生恐惧。同时会因在食物选择方面的有限性而减少与家人、朋友共同进餐的机会,减少正常的社交活动。

【常见护理诊断/问题】

1. 慢性疼痛

与反酸引起的烧灼及反流物刺激食管痉挛有关。

2. 营养失调:低于机体需要量

与厌食和吞咽困难导致进食少有关。

3. 有孤独的危险

与进餐不适引起的情绪恶化及参加集体活动次数减少有关。

【护理计划与实施】

本病的治疗原则包括减少胃食管反流、避免反流物刺激损伤的食管黏膜及改善食管下括约肌的功能状态,对一般老年人通过内科保守治疗就能达到治疗目的,对重症病人经内科治疗无效者,可采用抗反流手术治疗。治疗护理的总体目标如下:老年人能描述引起胃不适的原因,掌握用药方法及日常生活中的护理技巧,不适症状减轻或消失;老年人能描述营养失调的主要原因,按照计划调整饮食,营养不良有所改善;无社交障碍发生。具体护理措施如下。

1. 休息与活动

每餐后散步或采取直立位,平卧位时抬高床头 20 cm 或将枕头垫在背部以抬高胸部,这样借助重力作用,促进睡眠时食管的排空和饱餐后胃的排空。避免右侧卧位,避免反复弯腰及抬举动作。

2. 饮食护理

为减轻老年人与进餐有关的不适,保证营养物质的摄入,需要从以下几方面进行护理。

（1）进餐方式　协助老年人采取高坐卧位,给予其充分的时间,并告诉老年人进食速度要慢,注意力要集中,每次进少量食物,且在一口吞下后再给另一口,应以少量多餐取代多量的三餐制。

（2）饮食要求　为防止呛咳,食物的加工宜软而烂,多采用煮、炖、熬、蒸等方法烹调,且可将食物加工成糊状或肉泥、菜泥、果泥等。另外,应根据个体的饮食习惯,注意食物的色、香、味、形等感官性状,尽量刺激食欲,食物的搭配宜多样化,主副食合理,粗细兼顾。

（3）饮食禁忌　胃容量增加能促进胃反流,应避免进食过饱,尽量减少脂肪的摄入量。高酸性食物可损伤食管黏膜,应限制柑橘汁、西红柿汁等酸性食品。刺激性食品可引起胃酸分泌增加,应减少酒、茶、咖啡、可口可乐等的摄入。

3. 用药护理

避免应用降低食管下括约肌压力的药物,如抗胆碱能药、肾上腺能抑制剂、安定(地西泮)、前列腺素 E 等。慎用损伤黏膜的药物,如阿司匹林、非激素类抗炎药等。治疗 GERD 最常用的药物如下:①酸抑制剂:包括 H_2 受体拮抗剂(如雷尼替丁、西咪替丁)和质子泵抑制剂(如奥美拉唑和兰索拉唑)。②促动力药(如西沙必利)。③黏膜保护剂(如硫糖铝)。在用药过程中要注意观察药物的疗效,同时注意药物的副作用,如使用西沙必利时注意观察有无腹泻及严重心律失常的发生,使用硫糖铝时应警惕老年人便秘的危险。

4. 手术治疗前后的护理

手术前做好心理疏导,减轻老年人的心理负担;保证老年人的营养摄入,维持水、电解质平衡;保持口腔卫生,积极防治口腔疾病;练习有效咳痰和腹式深呼吸;术前 1 周口服抗生素;术前 1 日经鼻胃管冲洗食管和胃。手术后严密监测生命体征;胃肠减压一周,保持胃肠减压管的通畅;避免给予吗啡,以防老年人术后早期呕吐;胃肠减压停止 24 h 后,若无不适,可进食清流质饮食,一周后,逐步过渡到软食;避免进食生、冷、硬及易产气的食物。

5. 心理护理

耐心细致地向老年人解释引起胃部不适的原因,教会减轻胃部不适的方法和技巧,减轻其恐惧心理。与家人协商,为老年人创造参加各种集体活动的机会,如家庭娱乐、朋友聚会等,增加老年人的归属感。

6. 健康指导

（1）基本知识指导　告知老年人胃食管反流病的原因、主要的临床表现及并发症、实验室检查结果及意义,使老年人明确自己的疾病类型及严重程度。

（2）日常生活指导　改变生活方式及饮食习惯是保证治疗效果的关键,指导老年人休息、运动、饮食等各方面的注意事项,避免一切增加腹压的因素,如裤带不要束得过紧、注意防止便秘、肥胖者要采用合适的方法减轻体重等。

（3）用药指导　因食管下括约肌功能减退易出现胃食管反流,故老年人在日常用药时应特别谨慎,如合并心血管疾患者应适当避免服用硝酸甘油制剂及钙拮抗剂、合并支气管哮喘则应尽量避免应用茶碱及多巴胺受体激动剂以免加重反流。同时,指导老年人掌握促胃肠动力药、抑酸药的种类、剂量、用法及用药过程中的注意事项,尤其要提醒老年人服药时须保持直立位,至少饮水 150 mL,以防止因服药所致的食管炎及其并发症。

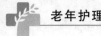

（4）心理指导　胃食管反流病具有慢性复发倾向，老年人可能会因不能及时治愈而悲观失望，应及时了解老年人的心理特征及情绪反应，给予必要的心理支持。善于使用安慰性、鼓励性的语言告知治疗的进展和老年人的每一次进步，树立老年人康复的信心。

【护理评价】

老年人能说出胃部不适的原因，学会了日常生活中避免不适加重的方法，并能按医嘱正确服药。老年人能选择符合饮食计划的食物，保证每日摄入足够的营养成分，体重有所增加。老年人情绪稳定，无社交障碍发生。

四、老年骨质疏松症病人的护理

骨质疏松症（osteoporosis，OP）是一种以低骨量和骨组织微结构破坏为特征，导致骨质脆性增加和易于骨折的代谢性疾病。OP 可分为原发性和继发性两类。老年骨质疏松症属于原发性骨质疏松症 II 型，是机体衰老在骨骼方面的一种特殊表现，也是使骨质脆性增加导致骨折危险性增大的一种常见病。患 OP 的老年人极易发生股骨颈骨折、脊椎骨折，尤其老年女性病人，发生髋部骨折一年内可有 15% 死亡，其余 50% 残疾，因此 OP 是引起老年人卧床率和伤残率增高的主要因素。2000 年，中国老年骨质疏松症病人数为 6000 万～8000 万，且女性的发病率为男性的 2 倍以上。由于老年 OP 的高发病率和易骨折性，我国已将骨质疏松的防治研究列为老年相关疾病攻关范畴。

【护理评估】

1. 健康史

老年人随着年龄的增长，骨代谢中骨重建处于负平衡状态。其原因如下：一方面破骨细胞的吸收增加，另一方面成骨细胞的功能衰减。此外，老年骨质疏松的发生还与多种因素有关。

（1）遗传因素　多种基因（如维生素 D 受体、雌激素受体、β_3 肾上腺素能受体的基因）的表达水平和基因多态性可影响骨代谢，另外，基质胶原和其他结构成分的遗传差异与骨质疏松性骨折的发生有关。

（2）性激素　性激素在骨生成和维持骨量方面起着重要的作用。老年人随着年龄的增长，性激素机能减退，激素水平下降，骨的形成减慢，吸收加快，导致骨量下降。

（3）甲状旁腺素（PTH）和细胞因子　PTH 作用于成骨细胞，通过其分泌的细胞因子（如 IL-6）促进破骨细胞的作用。随着年龄的增加，血 PTH 逐年增高，骨髓细胞的护骨素（osteoprotegerin，OPG）表达能力下降，导致骨质丢失加速。

（4）营养成分　钙是骨矿物中最主要的成分，维生素 D 有促进骨细胞的活性作用，磷、蛋白质及微量元素可维持钙、磷比例，有利于钙的吸收。这些物质的缺乏都可使骨的形成减少。

（5）生活方式　体力活动是刺激骨形成的基本方式，故长期卧床及活动过少易于发生骨质疏松，此外，吸烟、酗酒、高蛋白和高盐饮食、大量饮用咖啡、光照减少均是骨质疏松的易发因素。

2. 身体评估

（1）骨痛和肌无力　OP 出现较早的症状，主要表现为腰背疼痛或全身骨痛，疼痛为弥漫性，无固定部位，于劳累或活动后加重，负重能力下降或不能负重。

（2）身长缩短　骨质疏松非常严重时，可因椎体骨密度减少导致脊椎椎体压缩变形，每个椎体缩短 2 cm，身长平均缩短 3～6 cm，严重者伴驼背。

（3）骨折　为导致老年骨质疏松症病人活动受限、寿命缩短的最常见和最严重的并发症，常因轻微活动或创伤诱发,如打喷嚏、弯腰、负重、挤压或摔倒等。多发部位在老年前期以桡骨远端最为多见,老年后期以腰椎和股骨上端多见。脊柱压缩性骨折可导致胸廓畸形,使肺活量、肺最大换气量下降,心血管功能障碍,引起胸闷、气短、呼吸困难,甚至发绀等表现。

3. 辅助检查

(1) 生化检查 主要包括骨形成指标、骨吸收指标及血、尿骨矿成分检查。老年人特征性变化主要出现在以下检查:①骨钙素(BGP):骨更新的敏感指标,可有轻度升高。②尿羟赖氨酸糖苷(HOLG):骨吸收的敏感指标,可升高。③血清镁、尿镁:均有所下降。

(2) X线检查 当骨量丢失 30% 以上时才能在 X 线片上显示出骨质疏松,表现为皮质变薄、骨小梁减少变细,骨密度减低、透明度加大,晚期出现骨变形及骨折。其中锁骨皮质厚度下降至 3.5~4.0 mm 时易伴有椎体压缩性骨折。

(3) 骨密度检查 按照 WHO 的诊断标准,采用单光子骨密度吸收仪(SPA)、双能 X 线吸收仪(DEXA)、定量 CT 检查,骨密度低于同性别峰值骨量的 2.5 SD 以上可诊断为骨质疏松。

4. 心理-社会状况

除了机体的不适,身体外形的改变会进一步加重老年人的心理负担,严重挫伤老年人的自尊心。老年人可能因为外形改变而不愿进入公共场合,也会因身体活动不便或担心骨折而拒绝锻炼,从而不利于身体功能的改善。

【常见护理诊断/问题】

1. 慢性疼痛

与骨质疏松、骨折及肌肉疲劳、痉挛有关。

2. 躯体活动障碍

与骨痛、骨折引起的活动受限有关。

3. 潜在并发症:骨折

与骨质疏松有关。

4. 情境性自尊低下

与椎体骨折引起的身长缩短或驼背有关。

【护理计划与实施】

本病主要通过补充钙剂及使用钙调节剂进行药物治疗,同时结合光疗、高频电疗、运动及营养疗法可进一步提高治疗效果,对骨折老年人应积极手术治疗。治疗护理的总体目标如下:老年人能正确使用药物或非药物的方法减轻或解除疼痛,舒适感增加;老年人能按照饮食及运动原则,合理进餐和活动,维持躯体的功能;无骨折发生或骨折老年人未因限制活动而发生有关的并发症;老年人能正视自身形象的改变,情绪稳定,无社交障碍。具体措施如下。

1. 休息与活动

根据每个人的身体状况,制订不同的活动计划。对能运动的老年人,每天进行适当的体育活动以保持和增加骨量;对因为疼痛活动受限的老年人,指导老年人维持关节的功能位,每天进行关节的活动训练,同时进行肌肉的等长等张收缩训练,以保持肌肉的张力。对因为骨折而固定或牵引的老年人,要求每小时尽可能活动身体数分钟,如上下甩动臂膀、扭动足趾、做足背屈和跖屈等。

2. 营养与饮食

与骨营养有关的每日营养素的供应量如下:蛋白质 60~70 g,胆固醇<300 mg,蔬菜 350~500 g,维生素 A 800 μg,维生素 D 10 μg(400 IU),维生素 E 15 mg,维生素 C 60 mg,钙

800 mg(钙与磷的比例为 1∶1.5),食盐<5 g,铁 12 mg,锌 15 mg,特别要鼓励老年人多摄入含钙和维生素 D 丰富的食物,含钙高的食品有牛奶、乳制品、大豆、豆制品、芝麻酱、海带、虾米等,富含维生素 D 的食品有禽、蛋、肝、鱼肝油等。

3. 减轻或缓解疼痛

骨质疏松引起疼痛的原因主要与腰背部肌肉紧张及椎体压缩性骨折有关,故通过卧床休息,使腰部软组织和脊柱肌群得到松弛可显著减轻疼痛。休息时应卧于加薄垫的木板或硬棕床上,仰卧时头不可过高,在腰下垫一薄枕。必要时可使用背架、紧身衣等限制脊柱的活动度,也可通过洗热水浴、按摩、擦背以促进肌肉放松,同时,应用音乐治疗、暗示疏导等方法对缓解疼痛也是很有效的。对疼痛严重者可遵医嘱使用止痛剂、肌肉松弛剂等药物,对骨折者应通过牵引或手术方法最终缓解疼痛。

4. 预防并发症

尽量避免弯腰、负重等行为,同时为老年人提供安全的生活环境或装束,防止跌倒和损伤,如光线应充足、地面避免光滑或潮湿、卫生间和楼道安装扶手等;指导老年人选择舒适、防滑的平底鞋,裤子或裙子不宜过长,以免上下楼梯时踩地摔倒;日常用品放在容易取到之处。对已发生骨折的老年人,应每 2 h 翻身一次,保护和按摩受压部位,指导老年人进行呼吸和咳嗽训练,做被动和主动关节活动训练,定期检查防止并发症的出现。

5. 用药护理

目前治疗老年骨质疏松症的主要药物如下:①钙制剂:如碳酸钙、葡萄糖酸钙等,注意不可与绿叶蔬菜一起服用,防止因钙螯合物形成降低钙的吸收,使用过程中要增加饮水量,通过增加尿量减少泌尿系统结石形成的机会,并防止便秘。②钙调节剂:包括降钙素、维生素 D 和雌激素,使用降钙素时要观察有无低血钙和甲状腺功能亢进的表现,在服用维生素 D 的过程中要监测血清钙和肌酐的变化,对使用雌激素的老年女性病人,应详细了解家族中有关肿瘤和心血管方面的病史,严密监测其子宫内膜的变化,注意阴道出血情况,定期做乳房检查,防止肿瘤和心血管疾病的发生。③二膦酸盐:如依替膦酸二钠、帕米膦酸钠、阿仑膦酸钠等,此类药物的消化道反应较多见,故应晨起空腹服用,同时饮清水 200～300 mL,至少 30 min 内不能进食或喝饮料,也不能平卧,以减轻对消化道的刺激。静脉注射要注意血栓性疾病的发生,同时应监测血钙、磷和骨吸收生化标志物。

6. 心理护理

与老年人倾心交谈,鼓励其表达内心的感受,明确老年人忧虑的根源。指导老年人穿宽松的上衣掩盖形体的改变,也可穿背部有条纹或其他修饰的衣服改变视觉效果。强调老年人在学识或人格方面的优势,使其认识到个人的力量,增强自信心,逐渐适应形象的改变。

7. 健康指导

(1)基本知识指导　提供老年人有关的书籍、图片和影像资料,讲解骨质疏松发生的原因、表现、辅助检查结果及治疗方法。

(2)日常生活指导　每日适当的运动和户外日光照晒,对预防骨质疏松有重要的意义,因为运动能保持骨的正常新陈代谢,每天的运动必不可少。在日常活动中,防止跌倒,避免过度用力,也可通过辅助工具协助完成各种活动。

(3)饮食指导　提供老年人每天的饮食计划单,学会各种营养素的合理搭配,尤其要指导老年人多摄入含钙及维生素 D 丰富的食物。

(4)用药指导　指导老年人服用可咀嚼的片状钙剂,且应在饭前 1 h 及睡前服用,钙剂应与维生素 D 同时服用。教会老年人观察各种药物的不良反应,明确各种不同药物的使用方法及疗程。

(5)心理指导　鼓励老年人调节自我,适应自我形象的改变。

【护理评价】

老年人的疼痛减轻或消失;每日能够合理地进食和用药,躯体功能有所改善;无骨折发生或骨折后未出现并发症;情绪稳定,能正确应对疾病造成的影响。

五、退行性骨关节病病人的护理

退行性骨关节病(degenerative osteoarthritis)又称骨性关节炎、老年性骨关节炎、增生性关节炎等,是由于关节软骨发生退行性变,引起关节软骨完整性破坏及关节边缘软骨下骨板病变,继而导致出现关节症状和体征的一组慢性退行性关节疾病。骨关节的病理改变表现为透明软骨软化退变、糜烂,然后骨端暴露,并继发滑膜、关节囊、肌肉的变化。此病好发于髋、膝、脊椎等负重关节及肩、指间关节等,高龄男性髋关节受累多于女性,手骨性关节炎则以女性多见。本病随年龄的增大发病率也随之升高,65 岁以上的老年人患病率达 68%。

【护理评估】

1. 健康史

本病的发生是多种因素联合作用的结果,主要因素如下:①软骨基质中的黏多糖含量减少,纤维成分增加,软骨的弹性降低;②软骨下骨板损害使软骨失去缓冲作用;③关节内局灶性炎症。临床上骨关节炎常分为原发性和继发性,引起关节发生以上改变的原因,原发性与继发性有所不同。

(1)原发性　发病原因可能与一般易感因素和机械因素有关。前者包括遗传因素、生理性老化、肥胖、性激素、吸烟等;后者包括长期不良姿势导致的关节形态异常、长期从事反复使用关节的职业或剧烈的文体活动对关节的磨损等。退行性骨关节病绝大部分为原发性。

(2)继发性　常见原因为关节先天性畸形、关节创伤、关节面的后天性不平衡及其他疾病等。

2. 身体评估

(1)关节疼痛　开始表现为关节酸痛,程度较轻,多出现于活动或劳累后,休息后可减轻或缓解。随着病情进展,疼痛程度加重,表现为钝痛或刺痛,关节活动可因疼痛而受限,最后休息时也可出现疼痛。其中膝关节病变在上下楼梯时疼痛明显,久坐或下蹲后突然起身可导致关节剧痛;髋关节病变疼痛常自腹股沟传导至膝关节前内侧、臀部及股骨大转子处,也可向大腿后外侧放射。

(2)关节僵硬　关节活动不灵活,特别在久坐或清晨起床后关节有僵硬感,不能立即活动,要经过一定时间后才感到舒服。这种僵硬和类风湿性关节炎不同,时间较短暂,一般不超过 30 min。但到疾病晚期,关节不能活动将是永久的。

(3)关节内卡压现象　当关节内有小的游离骨片时,可引起关节内卡压现象,主要表现为关节疼痛、活动时有响声和不能屈伸。膝关节卡压易使老年人摔倒。

(4)关节肿胀、畸形　膝关节肿胀多见,因局部骨性肥大或渗出性滑膜炎引起,严重者可见关节畸形、半脱位等。手关节畸形可因指间关节背面内、外侧骨样肿大结节引起,位于远端指间关节者称为 Heberden 结节,位于近端指间关节者称为 Bouchard 结节,部分病人可有手指屈曲或侧偏畸形,第一腕掌关节可因骨质增生出现"方形手"。

（5）功能受限　各关节可因骨赘、软骨退变、关节周围肌肉痉挛及关节破坏而导致活动受限。此外，颈椎骨性关节炎脊髓受压时，可引起肢体无力和麻痹，椎动脉受压可致眩晕、耳鸣以至复视、构音或吞咽障碍，严重者可发生定位能力丧失或突然跌倒。腰椎骨性关节炎腰椎管狭窄时，可引起下肢间歇性跛行，也可出现大小便失禁。

3. 辅助检查

本病无特异性的实验室指标，放射学检查具有特征性改变。

（1）X线检查　典型表现为受累关节间隙狭窄，软骨下骨质硬化及囊性变，关节边缘骨赘形成，关节内游离骨片。严重者关节面萎缩、变形和半脱位。

（2）CT　用于椎间盘病的检查，效果明显优于X线检查。

（3）MRI　不但能发现早期的软骨病变，而且能观察到半月板、韧带等关节结构的异常。

4. 心理-社会状况

骨性关节炎主要表现为反复或持续的关节疼痛、功能障碍和关节变形，给老年人的日常生活及心理健康带来很大的危害。疼痛使老年人不愿意过多走动，社会交往减少；功能障碍使老年人的无能为力感加重，产生自卑心理；疾病的迁延不愈使老年人对治疗失去信心，产生消极悲观的情绪。

【常见护理诊断/问题】

1. 慢性疼痛

与关节退行性变引起的关节软骨破坏及骨板病变有关。

2. 躯体活动障碍

与关节疼痛、畸形或脊髓压迫所引起的关节或肢体活动困难有关。

3. 无能为力感

与躯体活动受限及自我贬低的心理压力有关。

4. 有自理能力缺陷的危险

与疾病引起的活动障碍、吞咽困难、定位能力丧失及大、小便失禁有关。

【护理计划与实施】

本病的治疗原则包括减轻或消除症状，改善关节功能，减少致残。对症状较轻，无明显功能障碍者主要通过保守治疗，对症状严重、保守治疗无效或关节畸形影响日常工作和生活者，宜采用手术治疗。治疗护理的总体目标如下：老年人能通过有效的方法使疼痛减轻；关节功能有所改善；能积极应对疾病造成的身心影响，自信心有所增强；能独立或在帮助下完成日常的生活活动。具体护理措施如下。

1. 一般护理

患退行性关节炎的老年人宜动静结合，急性发作期限制关节的活动，一般情况下应以不负重活动为主，因为规律而适宜的运动可有效预防和减轻病变关节的功能障碍。肥胖老年人更应坚持运动锻炼，尽量选择运动量适宜、能增加关节活动的运动项目，如游泳、做操、打太极拳等。在饮食上应注意调节，尽量减少高脂、高糖食品的摄入，从而达到减肥的目的。

2. 减轻疼痛

对患髋关节骨关节炎的老年人来说，减轻关节的负重和适当休息是缓解疼痛的重要措施，可手扶手杖、拐、助行器站立或行走。疼痛严重者，可采用卧床牵引限制关节活动。膝关节骨关节炎的老年人除适当休息外，可通过上下楼梯时借助扶手、坐位站起时支撑扶手的方法减轻关节软骨承受的压力，膝关节积液严重时，应卧床休息。另外，局部理疗与按摩综合使用，对任何部位的骨关节炎都有一定的镇痛作用。

3. 功能锻炼

通过主动和被动的功能锻炼,可以保持病变关节的活动,防止关节粘连和功能活动障碍。不同关节的锻炼根据其功能有所不同:①髋关节:早期练踝部和足部的活动,鼓励老年人尽可能做股四头肌的收缩,除去牵引或外固定后,床上练髋关节的活动,进而扶拐下地活动。②膝关节:早期练股四头肌的伸缩活动,解除外固定后,再练伸屈及旋转活动。③肩关节:主要练习外展、前屈、内旋活动。④手关节:主要锻炼腕关节的背伸、掌屈、桡偏屈、尺偏屈。

4. 增强自理

对于活动受限的老年人,应根据其自身条件及受限程度,运用辅助器具或特殊的设计以保证或提高老年人的自理能力。门及过道的宽度须能容许轮椅等辅助器通过;室内地板避免有高低落差的情形,地板材质应以防滑为重点;过道、楼梯、厕所、浴缸外缘都应加装扶手;床的高度应保证双脚能着地;衣柜门的开法及柜的深度应能使老年人易接近且方便取物;对于使用拐杖者要格外注意桌椅是否有滑动的情形。对吞咽困难的老年人,应准备浓稠度适合其吞咽能力的食物,且在进食中或进食后配合少量起泡性饮料,避免大口进食或摄入大块的食物。对定位能力缺陷的老年人,可运用提醒标志或将活动路线单纯化等方式帮助他们。对视力不良的老年人,应在特定区域(如楼梯的防滑带或有高度变化处)以不同的颜色加以区分。对大小便失禁的老年人,应避免一次饮用大量的水,同时宜尽可能安排老年人睡在距厕所较近的卧室,以方便如厕。

5. 用药护理

若关节经常出现肿胀,不能长时间活动或长距离行走,X 线片显示髌骨关节面退变,则可在物理治疗的基础上加用药物治疗。常用药物如下:①非甾体抗炎药:主要起到镇痛的作用。建议使用吡罗昔康、双氯芬酸、舒磷酸硫化物等镇痛药,因为这几种药不但副作用小,而且双氯芬酸、舒磷酸硫化物对软骨代谢和蛋白聚合糖合成具有促进作用。尽量避免使用阿司匹林、水杨酸、吲哚美辛等副作用大且对关节软骨有损害作用的药物,应在炎症发作期使用,症状缓解后停止服用,防止过度用药。对应用按摩、理疗等方法可缓解疼痛者,最好不服用镇痛药。②氨基葡萄糖:不但能修复损伤的软骨,还可以减轻疼痛,常用药物有硫酸氨基葡萄糖(维骨力)、氨糖美辛片、氨基葡萄糖硫酸盐单体(傲骨力)等。硫酸氨基葡萄糖最好吃饭时服用,氨糖美辛片饭后即服或临睡前服用效果较好。③抗风湿药:通过关节内注射,利用其润滑和减震功能,对保护残存软骨有一定作用。用药期间应加强临床观察,注意监测 X 线片和关节积液。

6. 手术护理

对症状严重、关节畸形明显的晚期骨关节炎老年人,多行人工关节置换术。术后护理因不同部位的关节而有所区别。髋关节置换术后患肢需皮牵引,应保持有效牵引,同时要保证老年人在牵引状态下的舒适和功能;膝关节置换术后患肢用石膏托固定,应做好石膏固定及患肢的护理。

7. 心理护理

首先为老年人安排有利于交际的环境,如床距窗户较近,窗户的高度较低,房间距老年人活动中心较近等,增加其与外界环境互动的机会。其次,主动提供一些能使老年人体会到成功的活动,并对其成就给予诚恳的鼓励和奖赏,加强老年人的自尊,增强其自信心。另外,为老年人分析导致无能为力的原因,协助老年人使用健全的应对技巧,鼓励学会自我控制不良情绪都是切实可行的措施。

8. 健康指导

（1）知识指导　结合老年人的自身特点,用通俗易懂的语言介绍本病的病因、不同关节的表现、X 线片结果、药物及手术治疗的注意事项。

（2）保护关节　注意防潮保暖,防止关节受凉受寒。尽量应用大关节而少用小关节,如用屈膝屈髋下蹲代替弯腰和弓背;用双脚移动带动身体转动代替突然扭转腰部;选用有靠背和扶手的高脚椅就座,且膝髋关节成直角;枕头高度不超过 15 cm,保证肩、颈和头同时枕于枕头上。多做关节部位的热敷,热水泡洗、桑拿。避免从事可诱发疼痛的工作或活动,如长期站立等,减少爬山、骑车等剧烈活动,少做下蹲动作。

（3）关节活动　进行各关节的功能锻炼,还可指导患颈椎病的老年人于症状缓解后做颈部的运动体操。具体做法如下:先仰头,侧偏头颈使耳靠近肩,再使头后缩转动,每个动作完成后头应回到中立位,再做下一个动作,且动作宜慢。

（4）用药指导　用明显的标记保证老年人定时、定量、准确服药,并告知药物可能有的副作用,教会老年人监测方法。

（5）心理指导　告知此病如果早期采取可行的措施,坚持功能锻炼,大多预后良好,从而增强老年人战胜疾病的信心。

【护理评价】

通过系统而全面的护理,老年人的疼痛减轻或消失;关节的功能状态有所改善;日常生活基本能够自理;能主动地与别人开始互动,决定及指挥能力有所增强。

六、老年慢性阻塞性肺部疾病病人的护理

慢性阻塞性肺部疾病(chronic obstructive pulmonary disease,COPD)是指由于慢性气道阻塞引起通气功能障碍的一组疾病。主要包括慢性支气管炎和阻塞性肺气肿,是老年常见疾病,且随年龄增大而增多。慢性支气管炎是感染或非感染因素引起气管、支气管黏膜及其周围组织的慢性炎症。慢性阻塞性肺气肿是慢性支气管炎最常见的并发症,是因为炎症造成不同程度的气道阻塞,使得终末细支气管远端的气腔持久性扩大,过度充气,并伴有气道壁的破坏。两者合并存在约占病人的 85%。

【护理评估】

1. 健康史

COPD 是内、外因素共同作用的结果。

（1）外在因素　包括吸烟、感染、过敏、污染及其他理化因素。

（2）内在因素　包括老年人支气管和肺组织的老化、自主神经功能失调、肾上腺皮质功能和性腺功能减退、免疫球蛋白减少、单核巨噬细胞功能低下等。

2. 身体状况

主要表现为咳嗽、咳痰、气促,于急性感染期可有间断发热,体格检查肺内可闻及干、湿啰音,有典型肺气肿的体征。其中以气促为主要表现者为气肿型,以炎症缺氧为主要表现者为支气管型。尤其应注意老年 COPD 者不同于一般成人的特点。

（1）呼吸困难更突出　老年人随着气道阻力的增加,呼吸功能发展为失代偿,轻度活动,甚至静态时即有胸闷、气促发作。

（2）机体反应能力差,典型症状弱化或缺如　在炎症急性发作时体温不升,白细胞不高,咳嗽不重,气促不著。可表现为厌食、胸闷、少尿等,体格检查可见精神萎靡、颜面发绀、呼吸音

低或肺内啰音密集等。

（3）易反复感染，并发症多　老年人气道屏障功能和免疫功能减退，体质下降，故易反复感染，且肺心病、休克、电解质紊乱、呼吸性酸中毒、肺性脑病、DIC 等并发症的发生率增高。

3. 心理-社会状况

老年 COPD 者可有忧郁症及失眠。

【护理计划与实施】

治疗护理的目标是改善呼吸功能，降低抑郁程度，减少急性发作及并发症的发生。具体措施如下。

1. 增强呼吸功能

（1）有效排痰　老年人因咳嗽无力，常排痰困难，要鼓励老年人摄入足够的水分，也可通过雾化、胸部叩击、体位引流的方法促进排痰，但应注意对呼吸功能不全、近 2 周内有大咯血、伴有严重心血管疾病或体弱的老年人应禁用体位引流的方法。

（2）氧疗　对晚期严重的 COPD 老年人应予控制性氧疗，每日湿化吸氧 15 h 或以上。

（3）呼吸功能锻炼　为改善呼吸功能，可教会老年人做呼吸操及腹式呼吸锻炼，也可通过气功、太极拳、定量行走或登梯练习等医疗体育运动达到目的。

2. 安全用药

老年人用药宜充分，疗程应稍长，且治疗方案应根据监测结果及时调整。选用抗生素时，考虑到老年人肾功能减退应慎用氨基糖苷类。因为老年人对药物的耐受性差、药物在体内的半衰期长，易产生毒副作用，故用药过程中需仔细监测各种药物的副反应：氨茶碱类有恶心、呕吐等胃肠道副反应；抗胆碱药可有口干、口苦的反应；大剂量 β_2 肾上腺素受体兴奋剂可引起心动过速、心律失常，长期使用可发生肌肉震颤；糖皮质激素可引起老年人高血压、白内障、糖尿病、骨质疏松及继发感染等。

3. 心理辅导

忧郁症会使老年 COPD 病人变得畏缩，与外界隔离，对自己的生活满意度下降，同时会进一步加重失眠。医护人员应与家属相互协作，指导老年人与人互动的技巧，鼓励参加各种团体活动，发展个人的社交网络，情绪的改善和社交活动的增加可有效改进睡眠的质与量。

4. 健康指导

包括戒烟、高营养易消化饮食、耐寒锻炼、避免感冒、劳逸结合等。

七、老年高血压病病人的护理

老年高血压（hypertension）是指年龄大于 60 岁的老年人，在未使用抗高血压药物的情况下，血压持续或非同日三次以上收缩压（SBP）≥140 mmHg（18.7 kPa）和（或）舒张压（DBP）≥90 mmHg（12.0 kPa）。老年高血压病是指病人除了血压升高，伴有心、脑、肾的损害，且排除假性或继发性高血压的全身性疾病。老年高血压病是导致老年人脑卒中、冠心病、充血性心衰、肾衰竭和主动脉瘤发病率和死亡率升高的主要危险因素之一。随着年龄的增长，其患病率逐年增加，60 岁以上的老年人患病率为 40.4%，65 岁以上的老年人患病率为 49%～57%，而 80 岁以上的老年人患病率达 65.6%。

【护理评估】

1. 健康史

（1）内在因素　包括大动脉粥样硬化、总外周阻力升高、肾脏排钠能力减退、α 受体功能亢进、血小板释放功能增强及压力感受器功能减退与失衡等。

（2）外在因素　主要指不良的生活方式，如缺乏体育锻炼、超重、中度以上饮酒、高盐饮食等。

2. 身体状况

老年高血压病的表现与中青年有所不同，具体见于如下几方面。

（1）以单纯 SBP 升高多见　老年高血压病病人中，半数以上是单纯收缩期高血压，而靶器官的受损程度及老年心脑血管并发症的发生均与 SBP 密切相关。

（2）血压波动性大　老年人的 SBP、DBP 和脉压差的波动均明显增大，尤其是 SBP，1 天内波动达 40 mmHg，但血压的昼夜节律不会发生特殊变化，1 年内波动可达 110 mmHg，表现为冬季高、夏季低。血压大的波动性使老年人易发生直立性低血压，且恢复的时间长。

（3）症状少而并发症多　在靶器官明显损害前，半数以上老年高血压病人无症状，从而导致并发症的发生和病情进展。而脏器老化、长期高血压加重了对靶器官的损害，所以老年病人的并发症发生率高达 40%，可分为与血压升高有关和与加速动脉硬化有关两类，前者包括心衰、脑出血、肾动脉硬化和主动脉夹层分离，后者包括冠心病、脑血栓形成及其他动脉阻塞性病变。

3. 辅助检查

老年高血压多为低肾素型，表现为血浆肾素活性、醛固酮水平、细胞外液容量、β 受体数目及反应性均低。

【护理计划与实施】

治疗护理的主要目标是最大限度地降低心血管病死亡和致残的总危险，提高老年高血压病人的生活质量。具体措施如下。

1. 一般护理

（1）膳食指导　为控制或减轻体重，膳食上应控制热量的摄入，限制钠盐，减少膳食脂肪。同时应戒烟限酒，戒烟限酒指绝对不吸烟，酒限量饮用，越少越好，我国建议老年人乙醇每日的摄入量为：男性低于 20 g，女性低于 15 g。

（2）适当运动　根据老年人的身体耐受情况，指导其做适量的运动，运动量及运动方式的选择以运动后自我感觉良好、体重保持理想为标准。

（3）病情监测　老年人血压波动较大，所以应多次测量血压，同时注意观察有无靶器官损伤的征象。

2. 用药护理

为了将血压降至 140/90 mmHg 以下，正确使用降压药很重要，老年人在用药时要注意避免选用可引发直立性低血压、抑郁症或对心肌有抑制作用、使心跳减慢的药物；用量宜从小剂量开始，逐渐加量，并以能控制血压的最小剂量维持；最好使用一天一次给药且降压作用能持续 24 h 的药物，以防止脑血栓的发生；对血压增高已多年者，应以逐渐降压为宜。

3. 心理调适

老年高血压病人的情绪波动会进一步加重病情，故应鼓励老年人使用正向的调适方法，如通过与家人、朋友间建立良好的关系得到情绪支持，从而获得愉悦的感受。

八、老年冠心病病人的护理

冠心病是冠状动脉性心脏病（coronary heart disease）的简称，是指冠状动脉粥样硬化使血管腔狭窄或阻塞,和(或)因冠状动脉功能性改变(痉挛)导致心肌缺血缺氧或坏死而引起的心脏病。其患病率随年龄的增加而增多,70岁以上的老年人几乎都患有程度不同的冠心病。除了年龄因素,老年冠心病的发生与高血压、糖尿病有关,老年女性冠心病的增多还与雌激素水平下降有关。老年冠心病病人的临床特点如下:①病史长、病变累及多支血管,常有陈旧性心肌梗死,且可伴有不同程度的心功能不全。②可表现为慢性稳定性心绞痛,也可以急性冠脉综合征(包括不稳定性心绞痛、急性心肌梗死及冠心病猝死)为首发症状。③常伴有高血压、糖尿病、阻塞性肺气肿等慢性疾病。④多存在器官功能退行性病变,如心脏瓣膜退行性变、心功能减退等。由于上述原因,老年冠心病病人发生急性冠脉综合征的危险性相对较大。WHO将冠心病分为无症状性心肌缺血、心绞痛、心肌梗死、缺血性心肌病、猝死五型,因心绞痛是冠心病最常见的类型,而老年急性心肌梗死(acute myocardial infarction,AMI)的发病率较一般成人高,且高龄者AMI的病死率较高。

【护理评估】

1. 健康史

(1)老年人心绞痛的发病诱因　包括劳累、激动、饱餐、受寒或急性循环衰竭。

(2)老年人AMI的发病因素　与中青年不同,缺乏体育锻炼及社交活动是老年人AMI的主要危险因素。老年AMI发作的诱因少于中青年,常可在休息或睡眠过程中发生。

2. 身体状况

(1)老年人心绞痛　老年人心绞痛表现多不典型,以不稳定性心绞痛为多。疼痛部位可以在牙部与上腹部之间的任何部位。由于痛觉减退,其疼痛程度往往较轻,而疼痛以外的症状,如气促、疲倦、喉部发紧、左上肢酸胀、烧心等表现较多。

(2)老年人急性心肌梗死　老年人急性心肌梗死的临床特征如下。

①胸痛不典型:老年AMI的表现不典型,尤其是伴有糖尿病的高龄老年人可无胸痛,有的老年人表现为牙、肩、腹等部位的疼痛或出现胸闷、恶心、休克、意识障碍等表现。

②并发症多:老年AMI病人各种并发症的发生率明显高于中青年,其中室壁瘤的发生率是中青年的2倍,70岁以上的心肌梗死病人心脏破裂的发生率较中青年高3倍,水电解质失衡发生率为56.7%(中青年31.3%),院内感染发生率为20.4%(中青年5.7%)。

③其他:老年AMI病人非Q波性心肌梗死(NQMI)较多,再次发生心肌梗死和梗死后心绞痛概率高,且易发生心肌梗死扩展。

3. 辅助检查

(1)心电图　老年AMI病人的心电图可仅有ST-T改变,而无病理性Q波。

(2)心肌酶　老年AMI病人的心肌酶可显示不同于中青年的特点:肌酸激酶(CK)、天门冬氨酸氨基转移酶(AST)及乳酸脱氢酶(LDH)峰值延迟出现,CK和AST峰值持续时间长,CK峰值低。

【护理计划与实施】

老年人心绞痛的治疗护理目标是控制心绞痛的发作,提高运动耐量,延缓冠脉粥样硬化的进展,改善生活质量。老年人AMI的治疗护理目标是挽救濒死的心肌,防止梗死扩大,保护和维持心脏功能,减少并发症的危害,使老年人度过急性期后保持尽可能多有功能的心肌。

1. 老年心绞痛病人的护理

(1)防止诱因　日常生活中根据老年人的心功能状态合理安排活动,避免过度劳累;保持乐观、稳定的情绪;养成少食多餐的习惯;天气转冷时注意防寒保暖。

（2）监测病情　严密观察胸痛的特点及伴随症状，随时监测生命体征、心电图的变化，注意有无急性心肌梗死的可能。

（3）用药护理　针对老年人口干的特点，口服硝酸甘油前应先用水湿润口腔，再将药物嚼碎置于舌下，这样有利于药物快速溶化生效，有条件的老年人最好使用硝酸甘油喷雾剂。首次使用硝酸甘油时宜平卧，因老年人易出现减压反射导致血容量降低。伴有慢性阻塞性肺病、心衰或心脏传导病变的老年人对 β 受体阻滞剂很敏感，易出现副作用，故应逐渐减量、停药。钙通道阻滞剂可引起老年人低血压，应从小剂量开始使用。使用阿司匹林或肝素等药物时，注意观察有无出血。

2. 老年 AMI 病人的护理

对老年 AMI 病人护理时，最具特点的是与治疗相关的护理。

（1）溶栓治疗　脑出血是老年人溶栓治疗时最危险的并发症，所以对接受急性溶栓治疗的老年人，应密切观察有无头痛、意识改变及肢体活动障碍，注意血压及心率的变化，及时发现脑出血的征象。

（2）急性介入治疗　老年 AMI 病人介入治疗的并发症相对较多，应密切观察有无再发心前区痛，心电图有无变化，及时判断有无新的缺血性事件发生（图 9-1）。

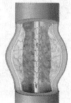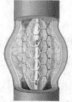

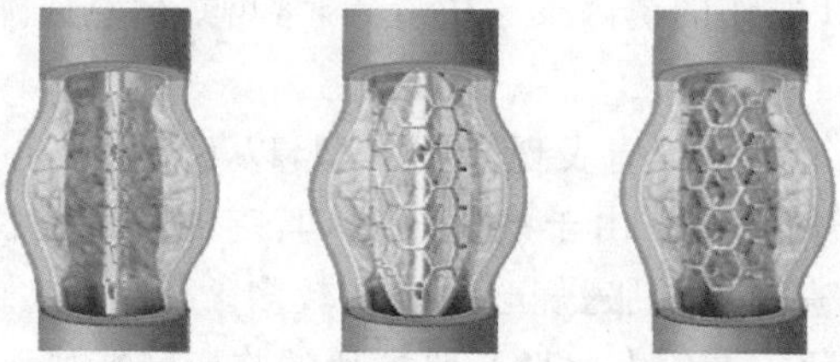

(a)支架插入　　(b)支架扩张　　(c)支架留在冠状动脉

图 9-1　急性介入治疗

（3）药物治疗　因血管紧张素转换酶抑制剂（ACEI）可有头晕、乏力、肾功能损害等副作用，故老年 AMI 病人应使用短作用制剂，从小剂量开始，几天内逐渐加至耐受剂量，且用药过程中要严密监测血压、血清钾浓度和肾功能。

九、老年脑梗死病人的护理

脑梗死(cerebral thrombosis)是局部脑组织因血液灌注障碍而发生的变性坏死，常表现为急性起病的局灶性神经功能障碍，主要包括脑血栓形成和脑栓塞两大类。其发生率占脑血管病的 60%～70%，其中脑血栓占脑卒中的 60%，脑栓塞占脑卒中的 5%～20%。其发生率随着年龄的增大而增加，是导致老年人致死致残的主要疾病之一。

【护理评估】

1. 健康史

老年人脑梗死是多种危险因素共同作用的结果，主要包括以下几方面。

（1）动脉粥样硬化加重　动脉粥样硬化加重是老年人脑梗死的根本原因。如脑血栓的首发病因就是脑血管动脉粥样硬化，脑栓塞最常见病因是主动脉弓及其分支大动脉的粥样硬化斑块及血栓的脱落。

（2）疾病因素　有些疾病是老年人脑梗死的危险因素，如短暂性脑缺血发作（TIA），尤其是椎动脉系 TIA 是老年人脑梗死的重要危险因素。另外，老年人无瓣膜病变的房颤可引起脑梗死的发生。

（3）其他因素　包括高血压、糖尿病、高脂血症、吸烟、冠心病及精神状态异常等。

2. 身体状况

老年人脑梗死的临床特点表现为以下几方面。

（1）脑血栓表现　约 25％ 老年人发病前有 TIA 发作史，多在睡眠或安静状态下起病，发病时一般神志清楚，局灶性神经系统损伤的表现多在数小时或 2～3 天内达高峰，且因不同动脉阻塞表现各异。

（2）脑栓塞表现　老年人脑栓塞的发作急骤，意识障碍和癫痫的发生率高，且神经系统的体征不典型。

（3）无症状性脑梗死　多见于 65 岁以上的人群中，无症状性的脑梗死的发生率可达 28％。

（4）并发症多　老年人由于多病并存，心、肺、肾功能较差，常易并发各种并发症，如肺部感染、心衰、肾衰、应激性溃疡等，使脑梗死进一步加重。

【护理计划与实施】

治疗护理的目标是改善梗死区的血液循环，尽可能恢复神经功能，预防急性期并发症的发生，预防脑卒中复发。具体措施如下。

1. 一般护理

（1）环境　为老年人提供安静舒适的环境，这样既有利于老年人的身心健康，又便于护理人员与老年人之间有效地沟通。

（2）饮食　为保证营养摄入充分，对吞咽困难者可进半流食，且速度应缓慢，因意识不清不能进食时，可通过静脉或鼻导管供给营养。

（3）监护　急性脑梗死的老年人应进入脑卒中单元重点监护，密切观察意识、瞳孔、生命体征、肌力、肌张力的变化，加强血气分析、心电图、血压的监测，防止低氧血症、心律失常及高血压的发生。

2. 防止并发症

为防止肺炎、尿路感染、肺静脉血栓形成和肺栓塞等并发症的发生，应指导老年人尽量早期下床活动，尽量避免导尿，也可使用弹力袜预防栓塞的发生。

3. 用药护理

老年脑梗死的治疗主要包括溶栓、抗凝、抗血小板聚集和降颅压。使用溶栓、抗凝药时注意有无出血倾向；使用甘露醇降颅压时，应选择较粗血管，以保证药物的快速输入。

4. 心理护理

老年脑梗死病人常因功能障碍、活动受限、治疗效果不佳等原因表现出焦虑甚至绝望的心理问题，护理人员应同情和理解老年人的感受，鼓励老年人表达内心的情感，指导并帮助老年人正确处理面临的困难，通过问题的解决证实老年人的能力与价值，增强战胜疾病的信心。

5. 康复训练

康复功能训练包括语言、运动及协调能力的训练。

（1）语言功能训练　语言功能训练时，护理人员应仔细倾听，善于猜测询问，为病人提供述说熟悉的人或事的机会，并鼓励家人多与病人交流。

（2）运动功能训练　运动功能的训练一定要循序渐进，对肢体瘫痪的病人在康复早期即开始做关节的被动运动，以后应尽早协助病人下床活动，先借助平衡木练习站立、转身，后逐渐借助拐杖或助行器练习行走。

（3）协调能力训练　协调能力训练主要是训练肢体活动的协调性,先集中训练近端肌肉的控制力,后训练远端肌肉的控制力,训练时要注意保证病人的安全。

十、老年糖尿病病人的护理

老年糖尿病(diabetes mellitus,DM)是指年龄在 60 岁以上的老年人,由于体内胰岛素分泌不足或胰岛素作用障碍,引起内分泌失调,从而导致物质代谢紊乱,出现高血糖、高脂,蛋白质、水与电解质等紊乱的代谢病。其患病率随年龄增加而上升,我国老年人 DM 的患病率约为 16％。

【护理评估】

1. 健康史

老年糖尿病的发病与遗传、免疫、环境和生理性老化有关。

2. 身体状况

老年人糖尿病的临床特点表现为如下几方面。

（1）起病隐匿且症状不典型　仅有 1/4 或 1/5 老年病人有多饮、多尿、多食及体重减轻的症状,多数病人是在查体或治疗其他疾病时发现有糖尿病。

（2）并发症多　常并发皮肤及呼吸、消化、泌尿、生殖等各系统的感染,且感染可作为疾病的首发症状出现。此外,老年糖尿病病人更易发生高渗性非酮症糖尿病昏迷和乳酸性酸中毒,其中乳酸性酸中毒的常见诱因是急性感染,苯乙双胍的过量使用可导致乳酸堆积,引起酸中毒。老年糖尿病病人还易并发各种大血管或微血管症状,如高血压、冠心病、脑卒中、糖尿病肾脏病变、糖尿病视网膜病变、皮肤瘙痒等。

（3）多种老年病并存　易并存各种慢性非感染性疾病,如心脑血管病、缺血性肾病、白内障等。

（4）易发生低血糖　自身保健能力及依从性差,可使血糖控制不良或用药不当,引起低血糖的发生。

3. 心理-社会状况

老年糖尿病病人的注意力、对新知识的回忆能力和想象力均较同年龄组非糖尿病病人差。

【护理计划与实施】

治疗和护理的目标是按照老年人的血糖标准控制血糖,防止及延缓各种并发症的发生,提高老年人的生活质量。具体措施如下。

1. 饮食和运动

老年人的饮食最好按一日四餐或五餐分配,这对预防低血糖十分有效,运动应量力而行、持之以恒很关键,餐后散步 20～30 min 是改善餐后血糖的有效方法。

2. 用药护理

老年人用药应避免使用经肾脏排出、半衰期长的降糖药物,加用胰岛素时,应从小剂量开始逐步增加。血糖控制不可过分严格,空腹血糖宜控制在 9 mmol/L 以下,餐后 2 h 血糖在 12.2 mmol/L 以下即可。

3. 心理护理

老年糖尿病病人常存在焦虑心理,教育老年人保持稳定的情绪,积极配合治疗护理。

4. 健康指导

糖尿病作为一种慢性病,增强老年人的自护能力是提高生活质量的关键。考虑到老年人理解力差、记忆力减退的特点,应注意用通俗易懂的语言耐心细致地讲解,同时配合各种教学辅助工具,教会老年人及家属正确使用血糖仪,掌握正确洗澡和足部护理的方法。

（王　芳　李　宁）

直通护考

A₁型题

1. 骨性关节炎的典型症状是(　　　)。

A. 关节疼痛　　　　　　　B. 关节肿胀　　　　　　　C. 关节畸形

D. 关节内卡压　　　　　　E. 关节僵硬

2. 骨性关节炎病人晨起最明显的症状是(　　　)。

A. 关节畸形　　B. 关节积液　　C. 关节炎症　　D. 关节僵硬　　E. 关节肿胀

3. 骨性关节炎病人X线平片典型表现为(　　　)。

A. 关节积液　　　　　　　B. 关节间隙狭窄　　　　　　C. 关节面萎缩

D. 关节损坏　　　　　　　E. 关节畸形

4. 下列关于老年高血压的临床特点,叙述错误的是(　　　)。

A. 易发生体位性低血压　　　　　　B. 血压波动较大

C. 大多表现为舒张期高血压　　　　D. 易发生心力衰竭

E. 常合并心、脑、肾脏损害

5. 常见高血压的并发症为(　　　)。

A. 糖尿病　　　　　　　　B. 慢性肾炎　　　　　　　C. 动脉瘤

D. 眼底血管痉挛　　　　　E. 心、脑、肾和周围血管病

6. 急性心肌梗死病人发病48 h,要求到厕所大便,应该(　　　)。

A. 嘱家人陪同　　　　B. 用开塞露后再去　　　　C. 先给予缓泻药再去

D. 指导其床上使用便盆　　　　E. 如无便秘可以去

7. 王女士,70岁,冠心病心绞痛发作,下列护理措施错误的是(　　　)。

A. 发作时就地休息　　　　　　B. 注意保暖,室温不宜过低

C. 戒烟　　　　　　　　　　　D. 少量多餐,不宜过饱

E. 高热量饮食

8. 动脉粥样硬化最常累及的动脉是(　　　)。

A. 肾动脉　　B. 冠状动脉　　C. 脾动脉　　D. 肺动脉　　E. 肱动脉

9. 心肌梗死时最先出现的症状(　　　)。

A. 发热　　　　　　　　　B. 胃肠道症状　　　　　　C. 心动过速

D. 心律失常　　　　　　　E. 疼痛

10. 老年抑郁症的核心症状是(　　　)。

A. 思维迟缓　　　　　　　B. 言语和动作减少　　　　　C. 情绪低落

D. 食欲减退　　　　　　　E. 健忘、失眠

11. 帕金森病首发症状是（　　　）。

A. 震颤　　　　　B. 肌强直　　　C. 吞咽困难　　D. 动作迟缓　　　E. 慌张步态

12. 帕金森病主要好发年龄是（　　　）。

A. 40 岁以后　　　　　　　B. 50 岁以后　　　　　　　C. 60 岁以后

D. 70 岁以后　　　　　　　E. 以上均不对

13. 帕金森病主要与下列哪种因素有关？（　　　）

A. 脑萎缩　　　　　　　　B. 脑内多巴胺减少　　　　　C. 脑缺血

D. 脑内乙酰胆碱减少　　　E. 高龄

14. 老年期痴呆最常见的临床类型为（　　　）。

A. 阿尔茨海默病　　　　　B. 血管性痴呆　　　　　　　C. 混合型痴呆

D. 中毒性痴呆　　　　　　E. 代谢障碍性痴呆

15. 老年性痴呆早期最突出的临床表现是（　　　）。

A. 远期记忆力减退　　　　B. 近期记忆力减退　　　　　C. 睡眠障碍

D. 定向障碍　　　　　　　E. 人格障碍

项目十　老年人的临终护理

 学 习 目 标

1. 掌握临终护理的概念。
2. 熟悉老年人临终关怀的意义。
3. 了解我国老年人临终关怀的现状及影响因素。
4. 了解老年人的死亡教育。
5. 了解临终老年人的心理特征和护理。

案 例 导 入

　　潘某,62岁,内科学副教授,肺癌晚期。端坐呼吸困难不能平卧,恶病质,主诉极度胸闷、胸痛,臀部坐得生痛,但站起来全身发虚,出冷汗,活着痛苦,死又恐惧,挣扎在生死两界。同事探望她时,深深感到同情和无奈,想鼓励她积极战胜病魔却连自己都觉得徒劳无益,想说生不如死,早点解脱算了,却觉得不近人情。你认为看望临终老年人,使用哪些语言更合适?

　　临终和死亡是人类发展的自然规律,也是生命的必然结果。在人的临终阶段也需要得到精心的照护和关怀。临终关怀不仅是一种服务,也是一门以临终病人的生理、心理变化和为临终病人提供全面照护、减轻临终病人和家属精神压力为研究对象的近代医学领域中的新兴学科,是社会的需求和人类文明发展的标志。

一、临终护理的概念

　　老年人的临终护理是对那些已失去治愈希望的老年病人在生命即将结束时所实施的一种积极的综合护理,是临终关怀的重要组成部分。

(一) 临终关怀

1. 临终

生存时间有限、身患现代医学无法医治的疾病且医生认为其无法治疗时至病人临床死亡的这段时间称为临终。

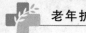

2. 关怀

社会及亲属对临终者总体的、特殊的、人文的态度称为关怀,自始至终体现了人道主义精神。

3. 临终关怀

有组织地向临终病人及其家属提供全方位的身心、社会等方面的支持和照护,使生命得到尊重,症状得到控制,生存质量得到提高,家属的身心健康得到维护和增强,使病人在临终时能够无痛苦、安宁、舒适地走完人生的最后旅程,达到优死的目的。

(二) 临终关怀组织

1. 临终关怀医院

有比较完善的医疗设备,有较齐全的人员配备,有专业、规范的照护技术,有较科学的组织管理,能独立为临终病人服务的医疗机构,如上海南汇护理院、南京鼓楼安怀医院、北京松堂关怀医院等。

2. 医疗机构内设临终关怀病区或病房

在有条件的医疗机构内建立的临终关怀病区或专科病房,配备必要的设施和固定的专职照护人员,专为临终病人提供临终关怀服务,如中国医学科学院肿瘤医院的"温馨病房"、北京市朝阳门医院的老年临终关怀病区。

3. 家庭临终关怀病床

以社区为基础,以家庭为单位开展临终关怀服务,一般由临终关怀的学术组织联合医院、社区保健机构共同协作进行。医护人员根据临终病人的病情,家属的需求,定时到家中探视,提供临终照护,如香港新港临终关怀居家服务部。

二、我国老年人临终关怀的现状及影响因素

(一) 我国老年人临终关怀的现状

1988 年 7 月我国天津医学院在美籍华人黄天中博士的资助下,创办了中国第一个临终关怀研究中心,之后上海南汇护理院、北京松堂关怀院等不同类型的临终关怀机构相继成立,遍布北京、南京、沈阳、河北、西安、广州等地。1993 年成立了"中国心理卫生协会临终关怀专业委员会",1996 年正式创办"临终关怀杂志"。2001 年,香港李嘉诚基金会捐资在全国 15 个省市设立临终关怀的服务机构宁养医院,进一步推动了我国临终关怀事业的发展。特别是近年来,如何建立和发展老年人临终关怀服务机制已成为国家、政府关注的重要课题。2005 年,中国老龄事业发展基金会启动了以关注高龄老年人养老问题、建立和完善老年人临终关怀服务机制,创建"爱心护理院",在全国实施"爱心护理工程",专门为临终老年人们提供临终关怀服务。2006 年 4 月,中国生命关怀协会成立。该协会的成立标志着我国的临终关怀事业进入了全面发展时期,临终关怀有了一个全国性行业管理的社会团体。

(二) 影响我国老年人临终关怀的主要因素

我国临终关怀事业在 20 多年中取得了长足的进步,但是发展很不平衡。当前影响我国老年临终关怀的主要因素有以下几个方面。

1. 医护人员缺乏临终关怀知识

临终关怀是一门涉及多学科的交叉学科,它要求从事该工作的人员具备较高的素质,具备多学科的知识和高超的医疗、护理技能。而目前我国临终关怀服务的工作人员以医护人员为主,专职临终关怀服务的人员相对较少,其中大多数又没有经过相应的培训,所以对临终关怀

的知识缺乏,对临终病人的服务方式不熟悉。

2. 老年人数与服务机构和资金的矛盾

我国老年人数众多,临终关怀需求量较大,而现有的临终关怀医院和机构跟不上形势发展的需要且经费不足,从而影响了我国临终关怀事业的发展。

3. 临终关怀教育尚未普及

由于传统的死亡观、伦理观的影响,人们对死亡采取否定、回避的态度,因此,死亡就成为忌讳提及的话题。迄今为止,全社会对临终关怀、死亡教育还未普遍开展,国民缺乏对临终关怀事业的认识及接受。推广临终关怀是一场观念上的革命,一方面教育人们要转变死亡的传统观念,无论是临终者、家属及医护人员都要坚持唯物主义,面对现实,承认死亡;另一方面,承认医治对某些濒死病人来说是无效的客观现实,而通过临终关怀来替代卫生资源的无谓消耗,为节约和有效利用医疗资源提供可能。因此,临终关怀不仅是社会发展与人口老龄化的需要,也是人类文明发展的标志。

三、老年人临终关怀的意义

随着我国人口老龄化速度的加快、家庭规模的缩小及家庭功能的弱化,老年人的照护,尤其是临终关怀问题随之突现出来。对老年人临终关怀的需求更为普遍、更为迫切。所以发展老年人临终关怀事业,具有重要的意义。

1. 治疗转变为照护

临终老年人在生命的最后一段日子里,治疗已不再生效,采取控制疼痛和不适、消除心理压力、姑息性治疗护理等措施,使逝者平静、安宁、舒适地抵达人生的终点。因此,临终关怀是以治疗为主转变为以关怀为主的照护,这种照护为临终老年人及家属提供了生理、心理上的关怀与安慰,是满足老年人"老能善终"的最好举措。

2. 生存时间转变为生命质量

临终关怀不是延长生命,而是要丰富、提高临终老年人的生命质量。在临终阶段要给临终老年人提供一个安静、舒适、有意义、有尊严的生活,让其在有限的时间里,接受关怀,享受人生的关爱,安详舒适地度过人生最后的阶段。因此,临终关怀不以延长生存时间为重,而以提高生命质量为宗旨,充分显示了人类对生命的尊重与热爱。

> **知识链接**
>
> ### 临终关怀的宗旨——"优死"
>
> 为了达到"优死"这一目的,临终关怀工作应从以下几方面入手:①积极合理地应用安定类药物,解除临终病人的忧郁和烦躁;②使晚期癌症病人的疼痛得到有效控制;③努力避免突发的大出血及窒息等严重的并发症;④安排后事事关重要;⑤适时终止临终抢救;⑥帮助临终者摆脱对死亡的恐惧;⑦尽量满足临终者的要求。

3. 维护临终老年人的尊严和权利

临终老年人仍有其思维、意识、情感、个人的尊严和权利。护理人员在照护中应维护和尊重他们的信仰和习俗,允许老年人保留原有的生活方式,保留个人隐私,尽量满足其合理要求等。因此,临终关怀强调在生命的临终阶段,个人尊严不应该因生命活力的降低而被忽视,个人权利也不可因身体衰竭而被剥夺。

4. 提供临终老年人家属的心理支持

对临终老年人的照护,不仅是老年人自身的需要,也是家属和子女的需求。临终关怀就是将家庭成员的工作转移到社会,让老年人家属摆脱沉重的医疗负担的同时,得到心理安慰及社会支持,从而坦然地面对亲人死亡并接受。因此,临终关怀从实质上体现了对临终老年人及其家属真正的人道主义精神。

四、老年人对待死亡的心理类型

老年人对待死亡的态度受其文化程度、社会地位、宗教信仰、心理、年龄、性格、身体状况、经济情况及身边亲人的态度等诸多因素的影响,他们对待死亡的心理类型主要有以下几种表现。

1. 理智型

老年人意识到死亡即将来临时,能从容地面对死亡,并在临终前安排好自己的工作、家庭事务及后事。这类老年人一般文化程度比较高,心理承受能力比较强。

2. 积极应对型

老年人有强烈的生存意识,他们能用顽强的意志与病魔做斗争,积极寻找各种治疗方法以赢得生机。这类老年人大多属低龄老年人,还有很强的斗志和毅力。

3. 接受型

这类老年人将死亡看得很正常,认为生老病死是自然规律,到了一定年龄就应该到另一个世界去。因此,亲自或让亲人提前准备后事。

4. 恐惧型

这类老年人极端害怕死亡,十分留恋人生。他们希望能长命百岁,往往会不惜代价,寻找延年益寿的方法。日常非常注重自己的身体,当身体稍有不适,心理就十分恐惧。这类老年人一般都有较好的社会地位、经济条件和良好的家庭关系。

5. 解脱型

此类老年人大多有着极大的生理、心理问题,可能是家境穷困,或者受子女虐待,或者身患绝症、病魔缠身极度痛苦。他们对生活已毫无兴趣,觉得活着是一种痛苦,因而希望早些了结人生。

6. 无所谓型

这类老年人不理会死亡,对死亡持无所谓的态度。

五、老年人的死亡教育

死亡教育是有关死亡知识的社会化、大众化的过程。死亡教育是实施临终关怀的先决条件。老年人与其亲属是死亡教育中比较特殊的对象,亦是最需要立见效果的对象。著名的健康学教育专家黄敬亨教授认为,对老年人进行死亡教育的内容主要如下。

1. 克服怯懦思想

目前,在老年人中,自杀是一个值得重视的问题,自杀的本身就是怯懦的表现,从一定意义上讲,生比死更有意义。

2. 正确地对待疾病

疾病是人类的敌人,它危及人的健康和生存。和疾病做斗争,某种意义上是和死亡做斗争。积极的心理活动有利于提高人的免疫功能,良好的情绪、乐观的态度和充足的信心是战胜疾病的良药。

3. 树立正确的生命观

任何人都不是为了等待死亡而来到这个世界上的。因此,正确的人生观、价值观,是每个人心理活动的关键。生活、学习、工作、娱乐才构成了人生的意义。唯物主义提出生命有尽,使人们认识到个人的局限性,从而思考怎样去追求自己的理想,怎样去度过自己的岁月。从这个意义上说,对"死"的思考,实际上是对"整个人生观"的思考。

4. 心理上对死亡做好充分准备

当人们步入老年期以后,面临的是走向人生的终点——死亡。人们追求优生、优活,也希望善终、优死。虽然人们都明白"人生自古谁无死"的道理,但是要做到很镇定地对待死亡,从心理上接受死亡、战胜死亡,并不是容易的事。所以,要根据老年人不同的年龄、性格、职业、家庭背景等因人而异地开展死亡教育,培养老年人成熟、健康的心理品质,以乐观的态度面对即将到来的死亡。

> **知识链接**
>
> ### 关于"安乐死"
>
> 自2000年11月28日荷兰众议院以104票对40票绝对优势通过"安乐死"法案后,在全社会引起了不小的震动。比利时、瑞士、哥伦比亚、丹麦、新西兰等国家的社会活动家与医务界都提出对"安乐死"立法。实现"安乐死"必须遵循如下五项原则:病人所患疾病确实无可挽回的;病人遭受巨大痛苦的;病人自己多次提出安乐死请求的;医疗单位竭尽临终关怀之所能的;有安乐死立法保障的。

六、临终老年人的心理特征和护理

临终护理是对那些已失去治愈希望的病人在生命即将结束时所实施的一种积极的综合护理,是临终关怀的重要组成部分。临终关怀护理的核心是关心,其目的是尽最大努力、最大限度地减轻病人痛苦,稳定情绪,缓和面对死亡恐惧与不安,维护其尊严,提高尚存的生命质量,使临终病人处于亲切、温馨环境中离开世界达到优死的目的。

(一)临终老年人的心理特征

临终病人心理变化十分复杂,美国精神病学家库布勒·罗斯博士将病人从获知病情到临终时期的心理反应分为五个阶段,即否认期、愤怒期、协议期、忧郁期、接受期。

1. 否认期

病人得知自己病重将面临死亡,往往不承认自己病情的严重,极力否认并拒绝接受事实,希望是误诊,盼望有治疗的奇迹出现以挽救死亡。这是一种正常的心理防御机制。

2. 愤怒期

当疾病事实无法否认时,即出现恐惧、烦躁、暴怒的心理现象,主要表现为生气、易怒,怨恨、嫉妒、无助、痛苦等交织在一起的情绪,病人往往将此情绪迁怒于家属和医护人员,发泄内心的苦闷、不满和无奈,以弥补内心的不平。

3. 协议期

病人愤怒的心理消失,承认和接受临终事实。为了延长生命,作出许多承诺作为交换条件,出现"请让我好起来,我一定……"的心理。此期病人变得和善,对自己的病情抱有希望,能配合治疗和护理。

4. 忧郁期

当病人发现身体状况日益恶化,认识到治疗无望,无法阻止死亡来临时,产生很强烈的失落感,出现消沉、退缩、抑郁、沮丧等心理反应,甚至有轻生念头,主要表现为沉默寡言,情绪极度低落、压抑、哭泣等,要求与亲朋好友见面,交代后事,希望有亲人陪伴照顾。

5. 接受期

在一切的努力、挣扎之后,病人变得平静,对死亡不再恐惧和悲伤,准备接纳死亡的到来,主要表现为沉静、少言、喜欢独处、睡眠时间增加、情感减退,平静地等待死亡的到来。

临终老年人大多要经历否认、愤怒、协议、忧郁、接受等复杂的心理变化过程。除有以上各种心理体验外,还具有个性的心理特征:①心理障碍加重:如孤僻、意志薄弱、依赖性增强、自我调节和控制能力差等。甚至有的老年人固执己见,不能很好地配合治疗与护理。当进入临终期时,身心日益衰竭,精神和肉体上忍受着双重折磨。感到求生不能,求死不能,这时心理特点以忧郁、绝望为主要特征。②思虑后事:留恋配偶、子女儿孙。大多数老年人倾向于个人思考死亡问题,比较关心死后的遗体处理,土葬还是火葬;还会考虑家庭安排,财产分配;担心配偶的生活、子女儿孙的工作、学业等。因此及时了解临终老年人的心理状态,满足老年人的身心需要,使老年人在安静舒适的环境中以平静的心情告别人生,这是临终心理护理的关键。

(二)临终老年人的特殊心理护理

良好的心理护理,不但可减轻临终老年人及家属、子女对死亡的焦虑,也是临终老年人应享有的权利和护士应履行的义务。护士应满腔热情对待临终老年人,尽量减轻其痛苦,使其保持安宁、舒适而有尊严。针对临终老年人的心理特征,做好分期护理。

1. 否认期

护理人员与临终老年人应注意沟通,坦诚温和地回答老年人对病情的询问,在交谈中因势利导,循循善诱,使其逐步面对现实,要经常陪伴在老年人身旁,注意非语言交流,满足其心理方面的需要,让其感到自己并没有被抛弃,时刻受到护理人员的关心。

2. 愤怒期

护理人员应认真倾听老年人的心理感受,允许老年人以发怒、抱怨、不合作行为来宣泄内心的不快,给予宽容、关爱和理解等心理支持,同时注意预防意外事件的发生,并取得家属的配合。

3. 协议期

护理人员应当给予指导和关心,使老年人更好地配合治疗和护理,以减轻痛苦,控制症状,同时应尊重老年人的信仰,积极引导,减轻压力,提高生命质量。

4. 忧郁期

护理人员应多给予同情、照顾及精神支持,尽量满足老年人的合理要求,允许其用不同的方式宣泄情感,同时应协助和鼓励老年人保持身体的清洁与舒适。尽量让家属陪伴身旁,并加强安全保护。

5. 接受期

尊重老年人,减少外界干扰,提供一个安静、舒适的环境,并予以适当的关心和支持,帮助老年人了却未完成的心愿,使其安详、平静地离开人间。

(三) 临终老年人其他心理护理

1. 触摸

触摸是大部分临终老年人愿意接受的一种护理方法。触摸可缓解临终老年人躯体和精神的痛苦,使其感到舒适、安逸,也可充分体现护理的独特功能。临终老年人通常不能忍受时间长而有力的触摸,因此,要注意触摸力度。对于皮肤脆弱而干燥的老年人,用力要轻,必要时使用甘油等润肤用品。触摸不是一种机械的操作,在实施时护士要有情感投入,要注意和老年人的交流,要富有极大的爱心、同情心、责任心。

2. 耐心倾听和诚恳交谈

临终老年人的心理反应尤为复杂,甚至变化莫测,也因年龄、性别、性格及文化程度的不同而不尽一致,这就要求护士运用沟通技巧与老年人进行有效的交流,建立相互信任的关系,达到良好的心理支持效果。要态度诚恳、耐心倾听,鼓励老年人说出内心的感受与心愿。对不能言语的老年人通过表情、眼神、手势,表达理解和关爱,使临终老年人得到安慰,减轻孤独,有利于情绪稳定。

3. 鼓励家属陪护和探视老年人

老年人离世前最难以割舍的就是家人与朋友,希望在有限的时间内多和亲人相处,亲情是老年人的精神支柱。因此,要允许并鼓励家属陪护,要理解临终老年人正处于即将与他(她)所喜爱的一切告别时,心理上承受着极大的压力、孤独、痛苦。家人的陪伴、亲朋好友的探望和问候,使老年人获得精神慰藉,减轻对死亡的恐惧,使临终老年人感受到来自家庭、社会的关怀和尊重,以体现老年人的生存价值。

4. 重视与弥留之际老年人的心灵沟通

临终老年人接近死亡时其精神和智力状态并不都是混乱的,因此不断地对临终老年人讲话是很重要而有意义的。护理人员要用轻柔、清晰的语言对老年人表达积极、明确、温馨的尊重和关怀,直到他们离去。

总之,对临终老年人实施心理护理,能减轻其心理负担,缓解对死亡的恐惧和焦虑,减轻死亡时的痛苦,维护其生命的尊严,使老年人平静、安宁地走向人生的终点。

七、老年病人临终前常见的症状和护理

(一) 老年病人临终前常见的症状

1. 疼痛

临终老年人可出现周身疼痛不适,主要表现为疼痛面容(眉头紧锁、眼睛睁大或紧闭、咬牙),同时出现烦躁不安、血压及心率的改变、呼吸频率的变化、特殊的体位等。

2. 感知觉与意识的改变

主要表现为视觉由模糊发展到只有光感,最后视力消失。眼睑干燥或分泌物增多。语言功能减退,听觉常是最后消失的一个感觉。意识改变可表现为嗜睡、意识模糊、昏睡、昏迷等。

3. 呼吸功能减退

主要表现为呼吸频率、节律、深度的改变,若有分泌物在支气管内潴留,可出现鼾声呼吸、呼吸表浅、呼吸困难,最终出现潮式呼吸、间断呼吸、点头或叹气样呼吸,继而呼吸停止。

4. 循环功能减退

主要表现为皮肤苍白、四肢湿冷、颜面口唇肢端发绀，脉搏细速且极不规律，甚至测不到，血压降低或测不出，心音低而无力，最后心跳消失。

5. 胃肠道功能紊乱

主要表现为恶心、呕吐、腹胀、吞咽困难、食欲不振、便秘、脱水等。

6. 瞳孔与肌肉张力的变化

主要表现为瞳孔散大、固定，对光反射迟钝或消失，大小便失禁，肌张力减退或丧失，肢体瘫软，被动体位，各种反射逐渐消失，希氏面容（面肌消瘦、面色铅灰、眼眶凹陷、双眼半睁半滞、下颌下垂、嘴微张）。

（二）护理措施

1. 环境的布置

每间病房都备有电视、书报，每张病床都配有电话、收录机、衣柜及桌椅，到处可见鲜花、绿色植物。对病人物品放置没有硬性规定和限制，允许病人在墙上粘贴自己喜欢的画、工艺品、相片等，使病人在舒适、温馨的环境中度过有限的时光。

2. 减轻疼痛

WHO曾提出"让每一个癌症患者无痛"，患者在癌症晚期，医护人员的主要任务不是治愈疾病，延长寿命，而是减轻痛苦，让患者舒适，提高生存质量。护理人员应注意观察疼痛的性质、部位、程度及持续时间，协助病人选择减轻疼痛的最有效方法为药物止痛，目前WHO建议采用三阶梯疗法控制疼痛；非药物控制方法，如音乐疗法、外周神经阻断术、针灸疗法、松弛术等，也能取得一定的镇痛效果；转移注意力也可减轻疼痛。

3. 减轻感觉和知觉改变的影响

提供一个安静、空气清新、温度和湿度适宜，适当照明的舒适环境，增加临终者的安全感，及时给予临终者眼部恰当的护理，保护角膜，听力常为最后消失的感觉，护理中应避免在临终者周围窃窃私语，避免增加临终者的焦虑，可采用触摸护理方式，配以轻柔、温和、清晰的语言，使其感到在生命的最后时刻也不孤独。

4. 改善呼吸功能

保持室内空气新鲜，定时通风换气，保持呼吸道畅通，必要时给予吸氧和吸痰，改善呼吸困难。

5. 改善血液循环

密切观察生命体征的变化、皮肤色泽和温度等，四肢冰冷时，可提高室温，加盖被褥，加强保暖。

6. 消除胃肠道症状

给予流质或半流质饮食，便于老年人吞咽，少量多餐，以减轻恶心、呕吐，增进食欲，必要时采用鼻饲法或胃肠外营养，保证营养供给，注意监测电解质指标及营养状况。

7. 皮肤黏膜的护理

床单位要保持清洁、干燥、平整，定时翻身、更换体位，防止压疮发生。大小便失禁者，应保持会阴、肛门周围皮肤的清洁、干燥，必要时留置导尿。大量出汗时，应及时擦洗干净，勤换内衣。重视口腔护理，保持口腔清洁。

我国人口老龄化的到来，老年终末期疾病和高龄衰老自然临终者也随之增加，因此，老年人对临终护理服务的需求远远高于其他年龄人群。护理人员要重视临终关怀工作，做好"善终服务"。每年十月份的第一个星期六为世界临终关怀及舒缓治疗日,通过这一天的全球性活动,提高人们对临终关怀重要性的认识,寻求对临终关怀的资金支持,促进全球范围内临终关怀及舒缓治疗服务机构的发展,造福于人类。

(杨玉梅)

直通护考

A₁型题

1. 临终病人最后消失的感知觉是( )。

A. 味觉　　　　B. 嗅觉　　　　C. 视觉　　　　D. 听觉　　　　E. 触觉

2. 护理临终病人时,不正确的措施是( )。

A. 满足病人的心理需要　　　　　　　　B. 严密观察生命体征

C. 保持室内适宜的温度和湿度　　　　　D. 保持环境安静

E. 通知家属或工作单位

3. 临终病人的临床表现不包括( )。

A. 肌张力减退或消失　　　　B. 循环功能减退　　　　C. 呼吸功能减退

D. 各种反射逐渐消失　　　　E. 意识尚清

A₂型题

4. 李奶奶,65岁,癌症晚期,病人伤心悲哀,急于想见亲朋好友,并交代后事。该病人的心理反应属于( )。

A. 接受期　　B. 忧郁期　　C. 协议期　　D. 愤怒期　　E. 否认期

5. 张爷爷,84岁,原有慢性阻塞性肺疾病史,本次因受凉后出现呼吸、循环功能衰竭,经抢救效果不明显。他对子女说:"我年事已高,尽力治疗了就不用后悔,人总有一死。"他还将自己的后事做了妥善安排。张爷爷对待死亡属于哪一种心理类型?( )

A. 理智型　　B. 积极应对型　C. 接受型　　D. 解脱型　　E. 无所谓型

References | 参考文献

[1]　张瑞丽,章稼.老年护理学[M].2版.北京:高等教育出版社,2011.

[2]　化前珍.老年护理学[M].3版.北京:人民卫生出版社,2012.

[3]　王海霞.老年护理学[M].2版.上海:同济大学出版社,2012.

[4]　李玉玲.社区老年护理[M].北京:中国协和医科大学出版社,2006.

[5]　於丽红.家庭护理手册[M].北京:中国社会出版社,2006.

[6]　化前珍,郭明贤.老年护理与康复[M].西安:第四军医大学出版社,2007.

[7]　刘福青.老年护理[M].北京:高等教育出版社,2007.

[8]　孙建萍.老年护理[M].3版.北京:人民卫生出版社,2014.

[9]　张蕴,杜卫京.老年护理学[M].北京:清华大学出版社,2007.

[10]　章正福.老年护理技术[M].南京:东南大学出版社,2006.

[11]　金中杰,林梅英.内科护理[M].2版.北京:人民卫生出版社,2008.

[12]　李秋萍.内科护理学[M].2版.北京:人民卫生出版社,2007.

[13]　吴丽文,史俊平.老年护理[M].3版.北京:科学出版社,2012.

[14]　张小燕,王春先.老年护理[M].3版.北京:人民卫生出版社,2015.

[15]　陈燕燕.眼耳鼻咽喉口腔科护理学[M].3版.北京:人民卫生出版社,2014.